人体解剖学

实用歌诀

第四版

◆ 曹乃洛　编著
◆ 冯连泽　主审

化学工业出版社
·北京·

图书在版编目（CIP）数据

人体解剖学实用歌诀/曹乃洛编著. —4 版. —北京：
化学工业出版社，2017.7（2020.4重印）

ISBN 978-7-122-29672-6

Ⅰ.①人… Ⅱ.①曹… Ⅲ.①人体解剖学–基本知识
Ⅳ.①R322

中国版本图书馆 CIP 数据核字（2017）第 101046 号

责任编辑：赵玉欣　王新辉　　装帧设计：张　辉
责任校对：王　静

出版发行：化学工业出版社（北京市东城区青年湖南街
　　　　　13 号　邮政编码 100011）
印　　刷：北京京华铭诚工贸有限公司
装　　订：三河市振勇印装有限公司
880mm×1230mm　1/64　印张 8¼　字数 248 千字
2020 年 4 月北京第 4 版第 2 次印刷

购书咨询：010-64518888
售后服务：010-64518899
网　　址：http://www.cip.com.cn
凡购买本书，如有缺损质量问题，本社销售中心负责调换。

定　　价：29.80 元　　　　　版权所有　违者必究

第四版前言

回首《人体解剖学实用歌诀》问世之初，充其量是"教书匠"告别讲台的一份富有韵致风格的专业总结，承蒙出版发行，有幸能与读者分享读书、咏歌的进益与快乐。出乎想象的是，自2004年首版以来发行顺畅，已经修订改版3次，繁体版也已经在宝岛台湾问世，受到读者的欢迎，其中不少佳句颇受同仁青睐，用于当下教学。年复一年，读者厚爱不减，让已经退休闲居的我仿佛仍置身课堂，与学生交流，教学相长，延续着那份欣慰和担承，在出版社帮助下决定再版，以飨读者。

本书所选用的歌诀大多是笔者几十年教学中陆续编创的，字句无需借助一般赋诗作词的灵感，全凭潜心于人体解剖学教材，在师生苦于记忆的教学氛围里应运而生，且不乏与同行教师研讨切磋、匠心独运、集腋成裘，才使之日臻完善。每首歌诀力求言简意赅，内容突出重要的基础知识和针对记忆的难点；在编排顺序上同系统解剖学教材大体一致，方便辅助教学；在每首歌诀后均附以详尽的释义和针对部分歌诀的线条图，帮助读者准确理解歌诀含义。本次修订仍以现行《人体解剖学》教材为依据，遵循严谨性、实用性和可读性的原则对全书予以细致校阅、修改和补充。

本书适合医药卫生类院校各层次学生学习人体解剖学时应用；适合体育、艺术类院校学生选用；适合医生、护士及各类卫生技术人员巩固已学知识时参考使用，尤其适合在短时间内复习大量解剖学知识备考使用；也适合非专业广大读者健身、养生保健时参考使用。

再好的歌诀仍是记忆的载体，使用时切不可忽视阅读教材、观察标本，遵循先理解后咏歌的原则。此外，建议您结合个人所需，对歌诀巧妙取舍，乃至自出心裁修改补充咳唾成珠，会有更理想的效果，同时感受华夏韵文、韵语的博大精深与美妙，增添一份学习的乐趣。

此书四版之际，再次感谢首都医科大学解剖学教研室冯连泽教授审阅全稿；感谢北京卫生职业学院解剖学教研室孟庆鸣、麻智、周树启三位高级讲师的修改意见；感谢曹欣老师协助绘制插图。

尽管本人十分尽心，但水平所限，书中疏漏之处在所难免，热切希望各位老师、学生和广大读者批评指正。

曹乃洛

2017 年 4 月于北京

目录

第二部分　内脏学

第三部分　脉管系统

第四部分　感觉器

第五部分　神经系统

第六部分　内分泌系统

参考文献

凡　例

1. 本书人体解剖学歌诀按系统解剖学的篇、章次序排列，与大多数医学院校人体解剖学教材保持一致。

2. 书中有若干处相邻两首歌诀的题目相同，但题目后有（1）、（2）之别。该两首歌诀内容大体一致，后者较为简洁，以满足不同层次读者的不同需要。

3. 每首歌诀下均附有释义，对歌诀中缩写、简略的解剖学名词予以说明，以帮助读者正确地理解歌诀含义和准确地把握解剖学概念。释义的方式依据内容采取逐句说明或相关句一并解读。对较为浅显易懂、一目了然的语句则不单独解释。

4. 在歌诀释义中出现的解剖学名词均以全国自然科学名词审定委员会确定的名词为准，其中与该歌诀主题相关的重要名词使用黑体字。

5. 在歌诀释义中出现于“　”内的字词为歌诀原词，便于读者对应理解和记忆歌诀中的关键字词。

6. 在歌诀释义中出现于（　）内的内容多为对

前面解释或是该歌诀外延的相关知识。

7. 本书附以插图 126 幅，编排于相关内容处。每幅图针对一首歌诀或一图多用。图注大多与歌诀名词对应（也有重要的相关结构），以便于读者观图咏歌，有益于学习和加深印象。

第一部分

运动系统

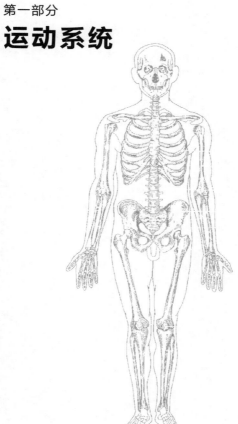

1 人体的轴

矢前后 冠左右，顶天立地垂直轴。

释义:

按解剖学姿势，人体可分为互相垂直的三条轴，即**矢状轴**、**冠状轴**和**垂直轴**。此歌诀简要描述了三条轴的方位。

【矢前后 冠左右】

"矢前后"即矢状轴为前后方向的水平轴。"冠左右"即冠状轴（又称额状轴），为左右方向的水平轴。

【顶天立地垂直轴】

"顶天立地"寓意垂直轴为自上而下、垂直于地平面（水平面）的轴。

2 骨的分类

长短扁不规，籽骨在腱内。

释义：

　　骨的基本形态通常分为**长骨**、**短骨**、**扁骨**和**不规则骨**四类。此歌诀简要概括了骨的基本形态（图Ⅰ-1）。

【长短扁不规】

　　按照骨的形态，骨可分为长骨、短骨、扁骨和不规则骨四类。

【籽骨在腱内】

　　除以上四类外，在手、足和膝部的肌腱内有一种形如豆状的小骨块称**籽骨**，如髌骨和第一跖骨头下的籽骨等。

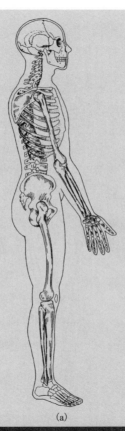

(a)

图 I -1

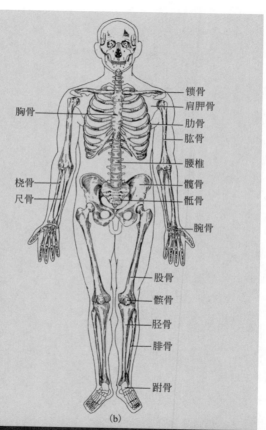

锁骨
肩胛骨
胸骨
肋骨
肱骨
腰椎
桡骨
髋骨
尺骨
骶骨
腕骨
股骨
髌骨
胫骨
腓骨
跗骨

(b)

图 I-1　全身骨骼

3 骨的构造

> 骨质骨膜和骨髓，骨髓红黄分两类，
> 红髓造血伴终生，黄髓出现约六岁。
> 红髓变黄主为脂，仅见骨干髓腔内，
> 成人红髓何处寻？骨骺短扁和不规。

释义：

骨由骨质、骨膜和骨髓等构成。此歌诀描述了这些结构及骨髓的主要特征（图 I-2）。

【骨质骨膜和骨髓】

骨的构造主要包括**骨质**、**骨膜**和**骨髓**。

【骨髓红黄分两类】

骨髓可分为**红骨髓**和**黄骨髓**两种。

【红髓造血伴终生】

红骨髓具有造血功能，终生存在。

【红髓变黄主为脂，仅见骨干髓腔内】

6 岁左右"红髓变黄"，即长骨骨髓腔内的红骨髓逐渐被脂肪组织代替，不具造血功能，这时称黄骨髓。

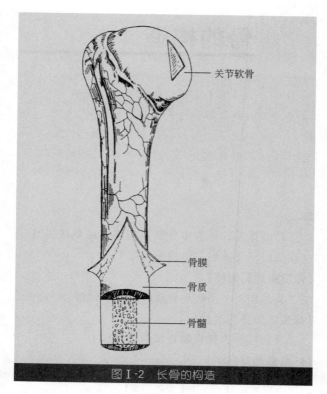

图Ⅰ-2　长骨的构造

关节软骨

骨膜

骨质

骨髓

【成人红髓何处寻？骨骺短扁和不规】

　　长骨的骨骺、短骨、扁骨和不规则骨内的骨髓终生都是红骨髓。

4 骨的化学成分和物理特性

> 有一无二巧结合，成人柔刚显特色，
> 幼儿各半骨柔软，老年有减骨易折。

释义：

　　骨的化学成分主要由有机质和无机质组成，二者的比例决定着骨的物理特性。此歌诀描述了骨的化学成分及二者随年龄变化而变化的规律。

【有一无二巧结合】

　　骨的化学成分主要由有机质和无机质组成，其中"有一"即有机质，约占 1/3（35%）；"无二"即无机质，约占 2/3（65%）。

【成人柔刚显特色】

　　"成人"即成年人的骨，其有机质和无机质的比例最为合适，"柔刚显特色"即骨的弹性和硬度俱佳。

【幼儿各半骨柔软】

　　幼儿骨的有机质和无机质各占一半，故硬度较小、弹性较大，骨较柔软。

【老年有减骨易折】

老年人骨"有减"即有机质含量相对减少，故脆性较大易发生骨折。

5　椎骨序数

> 颈胸腰骶尾，七、十二、五、五、四，
>
> 三三成二六，骶尾融合日。

释义：

此歌诀描述了各部椎骨序数及青春期以后序数的变化。

【颈胸腰骶尾，七、十二、五、五、四】

幼年时有椎骨 33 块，即颈椎 7 块、胸椎 12 块、腰椎 5 块、骶椎 5 块和尾椎 4 块。

【三三成二六，骶尾融合日】

人到成年 5 块骶椎融合成 1 块骶骨，4 块尾椎融合成 1 块尾骨，组成脊柱的骨"三三成二六"，即由 33 块合成为 26 块（颈椎 7 块、胸椎 12 块、腰椎 5 块、骶骨 1 块和尾骨 1 块）。

6　椎孔

椎体椎弓围椎孔，颈腰较大三角形，
颈七腰五孔最宽，窄小圆形位于胸。
孔串成管容脊髓，莫与椎间孔混同。

释义：

椎孔由椎体和椎弓共同围成。此歌诀描述了椎孔、椎管的概念及各部椎孔的形态差异（图Ⅰ-3、图Ⅰ-4）。

【椎体椎弓围椎孔】

椎体与椎弓围成的孔叫**椎孔**。

【颈腰较大三角形，颈七腰五孔最宽，窄小圆形位于胸】

各部椎骨的椎孔大小和形态有一定的区别，颈椎、腰椎的椎孔较大，呈三角形，其中第 7 颈椎和第 5 腰椎的椎孔最宽。胸椎的椎孔呈圆形，相对较小。

【孔串成管容脊髓】

所有椎骨相连，椎孔串连形成了容纳脊髓的**椎管**。

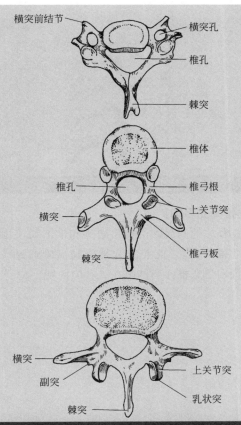

横突前结节　横突孔　椎孔　棘突

椎体　椎孔　椎弓根　横突　上关节突　棘突　椎弓板

横突　副突　棘突　上关节突　乳状突

图Ⅰ-3　颈椎、胸椎、腰椎（上面）

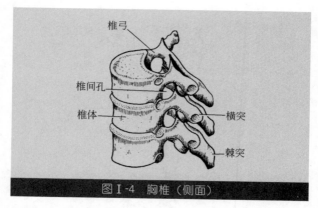

图 I -4　胸椎（侧面）

椎弓

椎间孔

椎体

横突

棘突

【莫与椎间孔混同】

在脊柱的侧面，由椎上切迹和椎下切迹围成的孔叫"**椎间孔**"，此孔有脊神经和血管通过。学习时应特别注意椎孔和椎间孔二者的区别。

7 颈椎形态

颈椎体小椎孔大，横突有孔棘分叉，
一寰二枢七隆椎，名副其形记忆佳，
颈六横突前结节，前邻动脉可触压，
颈七棘突特别长，低头触摸在皮下。

释义：

7 块颈椎的形态除具有椎骨的一般特点外，还具有歌诀所描述的特征（图Ⅰ-3、图Ⅰ-5）。

【横突有孔棘分叉】

颈椎的横突上均有一孔称**横突孔**（有椎动脉和椎静脉通过）。此外，除第 1 颈椎和第 7 颈椎外，棘突末端分叉。

【一寰二枢七隆椎】

第 1 颈椎又名**寰椎**，第 2 颈椎又名**枢椎**，第 7 颈椎又名**隆椎**，可谓"名副其形"。

【颈六横突前结节，前邻动脉可触压】

第 6 颈椎横突末端前方的结节特别大，称**颈动**

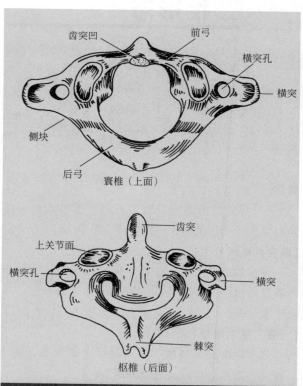

图 I-5 寰椎与枢椎

脉结节，颈总动脉行其前方。当头部出血时，可于颈前（环状软骨外侧）将颈总动脉压于此结节以暂时止血。

【颈七棘突特别长，低头触摸在皮下】

第 7 颈椎的棘突特别长，其末端不分叉，颈后容易摸到，常作为计数椎骨序数的标志。

8 颈椎椎体

> 颈椎体小椭圆形，上凹在横下凹纵，
>
> 上面侧缘椎体钩，卢氏关节它形成。

释义：

此歌诀描述了颈椎椎体的主要特点。

【颈椎体小椭圆形，上凹在横下凹纵】

颈椎椎体较小，横断面上呈椭圆形。椎体的上下两面均不十分平坦，特点为上面在横径上凹陷，下面在纵径上凹陷。

【上面侧缘椎体钩，卢氏关节它形成】

在第 3～7 颈椎体的上面两侧缘，多有向上的突起称椎体钩，此嵴状突起与上位相邻椎体下面的相应处形成钩椎关节，即卢氏关节（Luschka 关节），如增生肥大时，可出现颈椎病症状。

9 寰椎

前弓短、后弓长，侧块横突在两旁，
椎体消失见齿凹，椎动脉沟后弓上。

释义：

　　寰椎为第 1 颈椎，呈环形，无椎体和棘突，由**前弓、后弓**及**侧块**组成。此歌诀描述了寰椎的主要形态特点，易于学生在观察离体单个寰椎骨标本时，把握标本的方位、形态（图Ⅰ-5）。

【前弓短、后弓长，侧块横突在两旁】

　　寰椎主要由前弓、后弓及"两旁"的侧块组成。前弓较短，后弓较长。侧块的外侧部有**横突**及**横突孔**。

【椎体消失见齿凹】

　　寰椎无椎体，在前弓后面正中，有一小关节面称"齿凹"，即齿突凹，与枢椎**齿突**相关节。

【椎动脉沟后弓上】

　　后弓上面与侧块相连处有一横行的浅沟称**椎动脉沟**，有同名动脉通过。

10 颈椎主要特征

> 一寰二枢形出众，棘突分叉横有孔，
> 颈六横突邻动脉，颈七棘突皮下隆。

释义：

　　此歌诀简要描述了 7 块颈椎的主要特征（图 I-3、图 I-5）。

【一寰二枢形出众】

　　在 7 块颈椎中第 1 颈椎、第 2 颈椎"形出众"即形状最为特殊，第 1 颈椎呈环形又名**寰椎**；第 2 颈椎有向上的**齿突**，构成寰枢关节的枢纽，故称**枢椎**。

【棘突分叉横有孔】

　　除第 1 颈椎、第 7 颈椎外，颈椎的棘突分叉。"横有孔"即颈椎的**横突**有孔，称**横突孔**，其间有椎动脉和椎静脉通过。

【颈六横突邻动脉】

　　第 6 颈椎横突前方的结节特别大，称**颈动脉结节**，颈总动脉经其前方上行，此处为指压止血的部位。

【颈七棘突皮下隆】

第 7 颈椎棘突特别长，末端不分叉，皮下易于触及，常作为计数椎骨序数的标志。

11 腰椎突起

腰椎五种突，棘关乳横副，
棘突位水平，腰穿在四、五，
关突矢状位，上内下外固，
横突略扁平，腰三长突出。

释义：

　　腰椎除有棘突、横突、关节突等一般椎骨的特征外尚有乳状突和副突。此歌诀将以上 5 种突缩写为"棘关乳横副"，其中乳状突位于上关节突后缘，副突居横突根部后下侧，此两突学习时较难辨认，按歌诀"关乳"、"横副"的排列则易于寻找和记忆（图 I -3）。

【棘关乳横副】

　　腰椎的 5 种突起是棘突、**上关节突**、**下关节突**、乳状突、横突和副突。

【棘突位水平，腰穿在四、五】

　　腰椎的棘突呈垂直板状，近水平地指向后方。

腰椎棘突之间的间隙较宽，临床常在第 4 腰椎、第 5 腰椎之间进行腰椎穿刺术。

【关突矢状位，上内下外固】

腰椎的"关突"即关节突较为粗大，呈矢状位。"上内"即上关节突的关节面朝向后内方；"下外"即下关节突的关节面朝向前外方，如此特征更加适应腰椎关节的运动及加强稳固性。

【横突略扁平，腰三长突出】

横突较扁平，其中第 3 腰椎横突最长，临床常作为辨别腰椎的特征。

12 骶骨

> 骶骨五块骶椎融，上底下尖三角形，
> 前面平凹上缘岬，后面中嵴皮下隆，
> 骶管向上通椎管，骶前骶后四对孔，
> 骶管裂孔何处寻？两旁骶角定位明。

释义：

骶骨属于躯干骨。此歌诀描述了骶骨的形态和主要结构（图Ⅰ-6）。

【**骶骨五块骶椎融，上底下尖三角形**】

骶骨由五块骶椎融合而成，呈三角形，底向上，尖向下。

【**前面平凹上缘岬，后面中嵴皮下隆**】

骶骨前面平滑凹陷，其上缘向前隆突称岬。骶骨的后面沿中线的隆起称**骶正中嵴**，在体表可触及。

【**骶管向上通椎管，骶前骶后四对孔**】

骶管与上方椎管相通，4 对**骶前孔**和 4 对**骶后孔**分别与骶管相通。

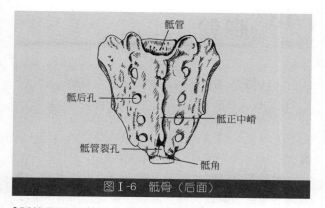

图Ⅰ-6 骶骨（后面）

【骶管裂孔何处寻？两旁骶角定位明】

　　骶管向下的开口为**骶管裂孔**，此裂孔两侧的骨突称**骶角**，在体表可以摸到，临床上进行骶管穿刺时以骶角作为确定骶管裂孔的标志，则容易定位。

13 胸骨

> 胸骨三部柄体剑，侧吻锁骨七肋软，
> 柄体相聚胸骨角，平对二肋好判断。

释义：

胸骨是位于胸前壁正中的扁骨，由胸骨柄、胸骨体和剑突三部分组成。此歌诀描述了胸骨的形态和重要的骨性标志胸骨角（图Ⅰ-7）。

【胸骨三部柄体剑】

从上向下胸骨由胸骨柄、胸骨体和剑突三部分组成。

【侧吻锁骨七肋软】

在胸骨的两侧有**锁切迹**和肋切迹，"侧吻"寓意借此切迹与锁骨和上 7 对肋软骨相连接。

【柄体相聚胸骨角，平对二肋好判断】

胸骨柄与胸骨体相连处略向前突，称**胸骨角**。胸骨角平对第 2 肋，为重要的骨性标志。

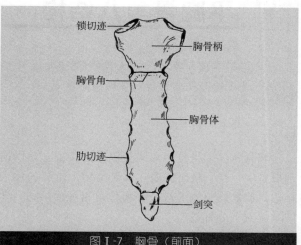

锁切迹

胸骨柄

胸骨角

胸骨体

肋切迹

剑突

图 I-7　胸骨（前面）

14　平胸骨角八结构

> 二肋二狭弓两端，四椎下缘奇拐弯，
> 导管左移气管杈，上下纵隔分界线。

释义：

　　胸骨角位于胸骨柄和胸骨体的连接处，是微向前的骨突，皮下易于触及，故是临床上重要的体表标志。此歌诀归纳了八个与胸骨角相平的结构，学习掌握它十分有益。

【二肋二狭弓两端】

　　"二肋"即第 2 肋；"二狭"即**食管**的第 2 狭窄处；"弓两端"即判断**主动脉弓**的起、止处。

【四椎下缘奇拐弯】

　　"四椎下缘"即第 4 胸椎体下缘；"奇拐弯"即**奇静脉**弓向前跨过右肺根上方注入**上腔静脉**处。

【导管左移气管杈】

　　"导管左移"即**胸导管**经**主动脉裂孔**入胸腔，在食管后方沿脊柱右前方上升，至第 4 胸椎、第 5 胸椎之间水平转向左侧继续上行；**气管杈**即气管分为左、右主支气管的部位。

【上下纵隔分界线】

上纵隔和下纵隔的区分通常取胸骨角平面为界。

15 颅的组成 （1）

> 脑颅额筛蝶枕单，成对顶颞在中段，
> 面颅犁舌下颌单，成对鼻泪腭甲颧，
> 莫忘成对上颌骨，诸骨围着上颌转。

释义：

颅由 23 块（不包括 3 对听小骨）形状和大小不同的扁骨和不规则骨组成，可分为脑颅和面颅两部分。此歌诀在介绍脑颅骨和面颅骨名称的同时，指出了成对与不成对的区别和位置的主要特征（图Ⅰ-8、图Ⅰ-9）。

【脑颅额筛蝶枕单】

"单"表示不成对的，即不成对的脑颅骨是**额骨、筛骨、蝶骨、枕骨**。

【成对顶颞在中段】

成对的**顶骨**和**颞骨**，其位置"在中段"，即在额骨、蝶骨与枕骨之间。

【面颅犁舌下颌单】

不成对的面颅骨是**犁骨、舌骨、下颌骨**。

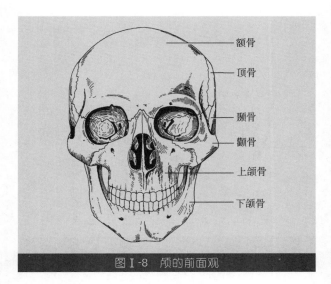

额骨

顶骨

颞骨

颧骨

上颌骨

下颌骨

图 I-8　颅的前面观

【成对鼻泪腭甲颧，莫忘成对上颌骨】

　　成对的面颅骨有**鼻骨**、**泪骨**、**腭骨**、**下鼻甲**、**颧骨**和**上颌骨**。

【诸骨围着上颌转】

　　上颌骨构成颜面的中央部，几乎与全部面颅骨有毗邻关系，"诸骨围着上颌转"，比喻上颌骨位于中央，周围毗邻诸多面颅骨的特征。

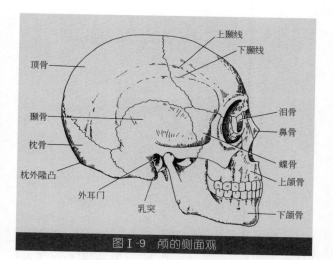

上颞线
下颞线
顶骨
颞骨
枕骨
枕外隆凸
泪骨
鼻骨
蝶骨
上颌骨
外耳门
乳突
下颌骨

图 I-9　颅的侧面观

16 颅的组成（2）

额顶枕颞蝶筛犁，舌颌腭颧甲泪鼻。

释义：

此歌诀简洁地表述了诸颅骨的名称和脑颅与面颅的区分（图Ⅰ-8、图Ⅰ-9）。

【额顶枕颞蝶筛犁】

包括**额骨**1块、**顶骨**2块、**枕骨**1块、**颞骨**2块、**蝶骨**1块、**筛骨**1块和**犁骨**1块。

【舌颌腭颧甲泪鼻】

舌骨1块，"**颌**"包括**上颌骨**2块和**下颌骨**1块，**腭骨**2块，**颧骨**2块，**下鼻甲**2块，**泪骨**2块和**鼻骨**2块。此歌诀共两句，第一句前6字"额顶枕颞蝶筛"属于脑颅；从第一句最末一字"犁"到第二句诸骨属于面颅。此外，为便于朗读记忆，歌诀第二句中"颌"字同时表示上颌骨与下颌骨，学习时应特别予以留意。

17 筛骨

> 筛骨属颅含气骨，形态如"巾"分三部，
> 筛板作横垂板竖，两侧气房筛迷路。
> 上颅下鼻外侧眶，两对鼻甲下内突。

释义：

筛骨为一个含气骨，位于蝶骨体的前方，两眶之间，构成骨性鼻腔外侧壁的上部。在冠状切面上筛骨呈"巾"字形，分为筛板、垂直板和筛骨迷路三部分。此歌诀可以帮助你观察筛骨的形态和毗邻（图Ⅰ-10）。

【筛骨属颅含气骨】

筛骨为脑颅中的一块菲薄的含气骨。

【形态如"巾"分三部】

在冠状切面上形似"巾"字，可分为三部分。

【筛板作横垂板竖，两侧气房筛迷路】

用"巾"字比喻**筛板**如一短横，"垂板"指**垂直板**，为中间一竖，两侧短竖相当于"筛迷路"即

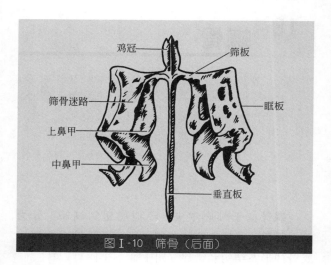

图 I-10 筛骨（后面）

筛骨迷路。

后两句描述筛骨的重要毗邻。

【上颅下鼻外侧眶】

"上颅"指筛板上方为颅底，"下鼻"指筛板下方为鼻腔，"外侧眶"指筛骨迷路外侧为眶。

【两对鼻甲下内突】

"两对鼻甲"指上鼻甲和中鼻甲（筛骨迷路内侧壁上下两个卷曲的骨片），向下内方突出（下鼻甲是单独的另一对面颅骨）。

18 蝶骨

> 蝶体翼突大小翼，大有圆孔卵圆棘，
> 大小之间眶上裂，小体交界视管觑。
> 前接额筛后枕颞，体上浅窝纳垂体。

释义：

　　蝶骨位于颅底中央，形似展翅的蝴蝶，分为**体、大翼、小翼**和**翼突**四部分。此歌诀简要介绍了蝶骨的形态结构和毗邻（图Ⅰ-9、图Ⅰ-11）。

【蝶体翼突大小翼】

　　"**蝶体**"指蝶骨体，即蝶骨分为体、翼突、大翼和小翼四部分。

【大有圆孔卵圆棘】

　　"**大**"指大翼，即蝶骨大翼（由前向后）有**圆孔、卵圆孔**和**棘孔**。

【大小之间眶上裂】

　　"**大小**"指大翼和小翼，即大翼与小翼之间的裂隙称**眶上裂**。

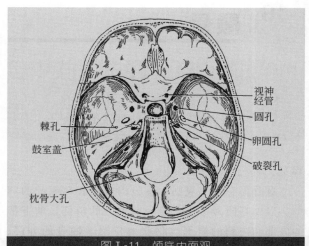

棘孔

鼓室盖

枕骨大孔

视神
经管

圆孔

卵圆孔

破裂孔

图Ⅰ-11　颅底内面观

【小体交界视管觑】

"小"指小翼，"体"为蝶骨体，"视管"指**视神经管**，即小翼与体的交界处可看到视神经管（"觑"在此比喻窥探视神经管）。

【前接额筛后枕颞，体上浅窝纳垂体】

此句介绍了蝶骨的主要毗邻，即前接额骨和筛骨，后接枕骨和颞骨，体上的浅窝称**垂体窝**，容纳垂体。

19 颞骨

> 颞骨谁三分？中心外耳门，
> 前上鳞，前下鼓，岩部似锥内前伸。
> 三面毗邻蝶顶枕，迷路听骨岩藏身。

释义：

颞骨形态很不规则，参与构成颅底和颅腔的侧壁。以外耳门为中心，分为前上方的鳞部，前下部的鼓部和内侧的岩部。此歌诀介绍了颞骨的分部、毗邻和内部的重要结构（图Ⅰ-9）。

【颞骨谁三分？中心外耳门】

寓意颞骨以外耳门为中心可分为三部分。

【前上鳞，前下鼓】

"鳞"指鳞部，"鼓"指鼓部，即外耳门前上方为鳞部，前下部为鼓部。

【岩部似锥内前伸】

岩部形似锥体状，其尖端朝向内前方。

【三面毗邻蝶顶枕】

"蝶顶枕"指蝶骨、顶骨和枕骨，即颞骨前、上、后三面分别与蝶骨、顶骨和枕骨相毗邻。

【迷路听骨岩藏身】

"迷路"指内耳，"听骨"指听小骨，即迷路、听小骨都"藏"于颞骨岩部内。

20 颅盖颅底分界

枕外隆凸上项线，门上下嵴眶上缘。

释义：

整颅的形态上下可分为颅盖和颅底两部分，依据一些骨性结构可寻其分界线。此歌诀从后向前表述了界定两部分的分界线的主要结构。

【枕外隆凸上项线】

从"枕外隆凸"前行，沿"上项线"到**乳突**根部。

【门上下嵴眶上缘】

再经"门上"（即**外耳门上缘**）向前，经**蝶骨大翼**的"下嵴"（即**颞下嵴**）向上至额骨"眶上缘"，再水平向内至中线，与对侧分界线相接。

21 颅的顶面观

两个顶孔三条缝，两对结节一对弓。

释义：

此歌诀简要概括了颅的顶面观的主要形态特征。

【两个顶孔三条缝】

在颅盖的外面常可见到有静脉导血管通过的"**两个顶孔**"（通常在矢状缝后份两侧各有一顶孔）。"**三条缝**"即**冠状缝**、**矢状缝**和**人字缝**。

【两对结节一对弓】

"**两对结节**"即前方一对**额结节**，后方一对**顶结节**。"**一对弓**"即**眉弓**。

22 颅中窝孔裂

> 颅中窝内孔裂多，圆孔卵圆棘孔破，
> 视管上裂颈动管，岩浅大小盖前侧。

释义：

此歌诀归纳了颅中窝的主要孔裂（图Ⅰ-11）。

【圆孔卵圆棘孔破】

在颅中窝**蝶鞍**两侧，由前向后有**圆孔、卵圆孔、棘孔**和"**破**"（即**破裂孔**）。

【视管上裂颈动管】

在垂体窝的前方有"视管"，即**视神经管**；其外侧有"上裂"，即**眶上裂**。在破裂孔旁侧有"颈动管"，即**颈动脉管内口**。

【岩浅大小盖前侧】

位于颞骨岩部"盖前侧"即**鼓室盖**的前面可见两个小孔：**岩大神经管裂孔**和**岩小神经管裂孔**。

23 颞线

额骨颧突寻其源，乳突根部达终点，
上下两弧额顶颞，构成颞窝上后缘。

释义：

颞线位于颅的侧面，是颞窝的上后界，呈上下两个弧形。此歌诀描述了构成颞线的骨性结构。

【额骨颧突寻其源，乳突根部达终点】

颞线前端起于额骨**颧突**，弯向上后，经额骨、顶骨，再转向下前方达颞骨**乳突**根部。

【上下两弧额顶颞，构成颞窝上后缘】

颞线分上下两弧，分别可称为上颞线和下颞线，其行径为"额顶颞"，即额骨、顶骨、颞骨。颞线构成了**颞窝**的上后缘。

24 翼腭窝交通

> 翼腭窝小达六方，一底两窝三个腔，
> 颅底外面为一底，颞下颅中二窝当，
> 三腔指向前内下，眶腔鼻腔和口腔。

释义：

　　翼腭窝是位于颞下窝内侧的狭小间隙，是许多血管、神经的重要通道。此歌诀简要概括了与翼腭窝相通的器官和结构。

【翼腭窝小达六方】

　　翼腭窝是位于**上颌骨体**、蝶骨**翼突**和**腭骨**之间的极小间隙，但此窝可"达六方"，即与六个方向有所沟通，成为血管、神经的通道。

【一底两窝三个腔】

　　翼腭窝可通达的六个方向为："一底"即颅底外面，"两窝"即**颞下窝**和**颅中窝**，"三个腔"即**眶腔、鼻腔**和**口腔**。

　　歌诀以下四句对"一底""两窝""三个腔"予

以进一步描述。

【颅底外面为一底】

"一底"即颅底外面。

【颞下颅中两窝当】

"两窝"即"颞下"窝和"颅中"窝。

【三腔指向前内下，眶腔鼻腔和口腔】

从翼腭窝经不同的孔裂"向前内下"即向前方、向内侧、向下方可分别通向"三腔"，即眶腔、鼻腔和口腔。

25 眶的形态

> 四面锥体底和尖，尖有视管颅中探，
> 两裂两孔两泪窝，内邻筛迷如纸片。

释义：

　　眶为一对四面锥体形的腔，容纳眼球及其附属器。此歌诀简要描述了眶的形态和主要结构特点（图Ⅰ-12）。

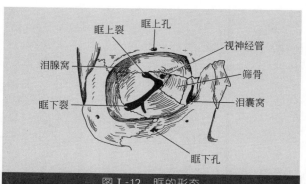

图Ⅰ-12　眶的形态

【四面锥体底和尖】

眶为四面锥体形腔，可分上、下、内侧、外侧四壁，其底（眶口）朝前外方，其尖朝向后内方。

【尖有视管颅中探】

眶尖处有"视管"，即**视神经管**，"颅中探"比喻经此管可通向**颅中窝**。

【两裂两孔两泪窝】

归纳眶壁的形态有"两裂"即**眶上裂**、**眶下裂**，"两孔"即**眶上孔**、**眶下孔**，"两泪窝"即**泪腺窝**和**泪囊窝**。

【内邻筛迷如纸片】

内侧壁菲薄如纸，与"筛迷"相邻，即与**筛骨迷路**毗邻。

26 骨性鼻腔

> 顶借筛孔通前窝，底切牙孔穿骨腭，
> 梨状鼻后两个孔，犁筛直板作中隔，
> 三对鼻甲列旁侧，下方同名鼻道过，
> 上中道见窦口开，伤心泪水下道激。

释义：

　　骨性鼻腔为一不规则的腔隙，正中被**骨鼻中隔**将腔分为左、右两部分。按其形态大致可分为顶、底、内侧壁（骨鼻中隔）和外侧壁。此歌诀简要描述了各部的结构特点（图Ⅰ-13）。

【顶借筛孔通前窝】

　　鼻腔顶部达颅底，"筛孔通前窝"即穿**筛孔**可通至**颅前窝**（有嗅神经通过）。

【底切牙孔穿骨腭】

　　"底"即鼻腔下壁，由**骨腭**构成，（在腭正中缝前端）有**切牙孔**与口腔相通。

【梨状鼻后两个孔】

　　骨性鼻腔前面的开口形似"梨状"，称**梨状孔**

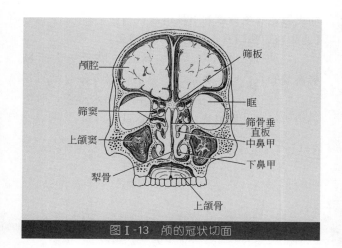

图 I-13 颅的冠状切面

（通外界）；后面的开口为"鼻后"即**鼻后孔**（与咽相通）。

【**犁筛直板作中隔**】

　　骨性鼻腔的中央为骨鼻中隔，"犁"指**犁骨**，"筛直板"指**筛骨垂直板**，"中隔"指骨鼻中隔，即骨鼻中隔由犁骨和筛骨垂直板共同构成。

【**三对鼻甲列旁侧，下方同名鼻道过**】

　　在鼻腔外侧壁排列有三对鼻甲，依次称**上鼻甲**、**中鼻甲**和**下鼻甲**。各鼻甲下方形成相应的鼻道，"同名鼻道"指三个鼻道的命名与鼻甲相应，即上鼻道、中鼻道和下鼻道。

【上中道见窦口开，伤心泪水下道澈】

　　"上中道"指上鼻道、中鼻道，"窦口开"指**鼻旁窦**的开口，即上鼻道、中鼻道分别有鼻旁窦的开口。"下道"指下鼻道，"澈"寓意泪水澄澈，即伤心泪水可经（鼻泪管）进入下鼻道。

27　颅囟

前后蝶囟乳突囟，顶骨四角是毗邻，

前囟菱形额顶间，岁半婴儿当无存。

释义：

　　颅囟是新生儿颅的特征之一，由于颅骨尚未发育完全，骨缝间充满结缔组织膜，某些骨相邻接处的膜较大，称颅囟。此歌诀介绍了颅囟中的**前囟**、**后囟**、**蝶囟**和**乳突囟**，以及它们与顶骨的毗邻关系，并描述了前囟（又称额囟）的位置、形状及闭合时间（图Ⅰ-14）。

【前后蝶囟乳突囟，顶骨四角是毗邻】

　　前囟、后囟、蝶囟和乳突囟的位置分别与顶骨的四个角相毗邻。

【前囟菱形额顶间，岁半婴儿当无存】

　　前囟的形状为菱形，位于额骨与两侧顶骨前上角相接处，前囟在婴儿一岁半左右闭合（其他各囟在出生后不久闭合）。

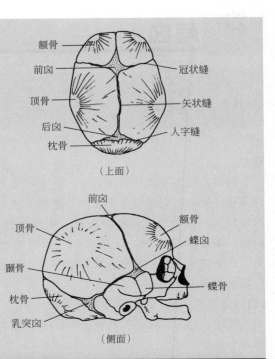

额骨

前囟

顶骨

后囟

枕骨

冠状缝

矢状缝

人字缝

（上面）

前囟

顶骨

颞骨

枕骨

乳突囟

额骨

蝶囟

蝶骨

（侧面）

图 I -14　新生儿颅

28 锁骨

> 锁骨 S 形分颈胸，内侧粗大外扁平，
>
> 内侧凸前外凸后，上平下有两粗隆。

释义：

　　锁骨架于胸廓上方，略呈 S 形弯曲。此歌诀描述了锁骨的形态和主要结构，并有助于学习观察离体锁骨标本时辨别方位和形态结构。

【锁骨 S 形分颈胸】

　　锁骨略呈 "～" 形，位于颈部和胸部之间。

【内侧粗大外扁平】

　　内侧端粗大为**胸骨端**，外侧端扁平为**肩峰端**。

【内侧凸前外凸后】

　　锁骨内侧 2/3 段呈三棱柱形，"凸前" 即弓凸向前方；外侧 1/3 段上下略扁，"凸后" 即凸向后方。

【上平下有两粗隆】

　　锁骨 "上平" 即上面平滑；下面较粗糙，有

"两粗隆"即两个粗隆，其一为内侧卵圆形的粗糙面，称肋锁韧带压迹，是肋锁韧带附着的部位；其二为外侧一结节，称锥状结节，有喙锁韧带附着。

29 肩胛骨

上角平二下平七，外角梨形关节盂，
背侧肩峰肩胛冈，上缘喙突与切迹，
冈上冈下肩胛下，三窝五块肩周肌。

释义：

　　肩胛骨属上肢带骨，位于胸廓后外侧，为一三角形扁骨。此歌诀描述了肩胛骨形态结构的主要特征。

【上角平二下平七】

　　肩胛骨**上角**与第 2 肋相对应。**下角**与第 7 肋相对应，易于摸到，是判断肋骨序数的体表标志。

【外角梨形关节盂】

　　肩胛骨的**外侧角**较膨大，是呈梨形的关节面，称**关节盂**，与**肱骨头**组成肩关节。

【背侧肩峰肩胛冈】

　　肩胛骨背侧的横行骨嵴称**肩胛冈**，其外侧端向外侧伸展扩大称**肩峰**。

【上缘喙突与切迹】

"上缘喙突"即上缘有一弯曲如手指状的突起，称喙突。"切迹"即喙突根部内侧有一凹陷，称**肩胛切迹**。

【冈上冈下肩胛下，三窝五块肩周肌】

在肩胛骨背侧（后面），肩胛冈上、下方分别为"冈上"和"冈下"，即**冈上窝与冈下窝**。"肩胛下"即肩胛骨的腹侧（前面），略凹陷，称**肩胛下窝**。以上三窝容纳有冈上肌、冈下肌、小圆肌、大圆肌和肩胛下肌 5 块肩周肌。

30 腕骨

舟月三角豆，大小头状钩，

桡侧两结节，尺侧见豆钩。

释义：

　　腕骨每侧由 8 块短骨组成，排成两列，即近侧列 4 块和远侧列 4 块。此歌诀简洁表述了 8 块腕骨的名称和主要形态特点（图 I-15）。

【舟月三角豆，大小头状钩】

　　近侧列 4 块，由桡侧向尺侧其名称为**手舟骨**、**月骨**、**三角骨**和**豌豆骨**；远侧列 4 块分别为**大多角骨**、**小多角骨**、**头状骨**和**钩骨**。

【桡侧两结节，尺侧见豆钩】

　　"两结节"即腕骨的桡侧手舟骨和大多角骨的腹侧各有一隆起，分别称**舟骨结节**和**大多角骨结节**。尺侧"见豆钩"的"豆"即豌豆骨，该骨位于三角骨的掌侧面，"钩"即指**钩骨钩**，为钩骨掌侧面一扁突。由于 8 块腕骨并未排列在一个平面上，以及桡侧"两结节"与尺侧"豆钩"向掌侧隆起的

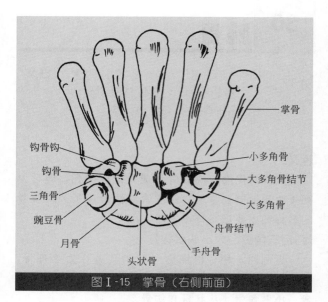

掌骨

钩骨钩

钩骨

三角骨

豌豆骨

月骨

头状骨

小多角骨

大多角骨结节

大多角骨

舟骨结节

手舟骨

图Ⅰ-15　掌骨（右侧前面）

结构特点，使 8 块腕骨连接后，前面中部形成凹陷的**腕骨沟**。"两结节"和"豆钩"成为腕横韧带附着的结构。

31 髋骨

下孔中厚上扁阔，髂耻坐在髋臼合，
臼朝外下上为髂，前下耻骨后下坐。

释义：

　　髋骨为下肢带骨，形态属于不规则骨。髋骨由**髂骨**、**耻骨**和**坐骨**组成，三骨会合于**髋臼**。此歌诀主要描述了髋骨的大体形态和髂骨、耻骨、坐骨的位置，便于学生在观察离体的髋骨标本时辨别方位，并为学习其他结构打下基础（图Ⅰ-16、图Ⅰ-1）。

【下孔中厚上扁阔】

　　"下孔"即髋骨的前下份有一大孔，叫**闭孔**；"中厚上扁阔"即髋骨的中份狭窄肥厚，上份扁阔。

【髂耻坐在髋臼合】

　　髋骨是由髂骨、耻骨和坐骨在髋臼处融合形成（16岁左右完全融合）。

【臼朝外下上为髂，前下耻骨后下坐】

　　髋臼朝向"外下"方，髂骨位其上方，耻骨位于前下方，坐骨位于后下方。

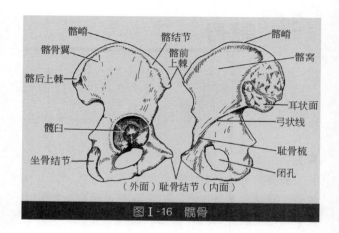

图Ⅰ-16　髋骨

32 髂骨体表标志

> 上缘弓形叫髂嵴，最高平四腰椎棘，
> 向外突起髂结节，髂前上棘易触及。

释义：

　　髂嵴是髂骨翼上方的游离缘，形态略弯呈弓形，全长皮下可及。此歌诀描述了髂嵴的形态和重要的骨性标志（图Ⅰ-16）。

【上缘弓形叫髂嵴，最高平四腰椎棘】

　　髂骨翼的上缘呈弓形，称髂嵴，其最高点一般平对第 4 腰椎棘突。

【向外突起髂结节，髂前上棘易触及】

　　"髂结节"是位于髂前上棘上后方 5～7cm 处髂嵴向外侧的突起。**"髂前上棘"**是髂嵴的前端。髂结节与髂前上棘均是重要的骨性标志。

33 股骨大小转子

> 外大内小两个转，前线后嵴在其间，
> 大转髂嵴下一掌，瘦人隆起更明显。

释义：

此歌诀描述了**股骨**上端大转子和小转子等重要的骨性结构（图Ⅰ-17、图Ⅰ-18）。

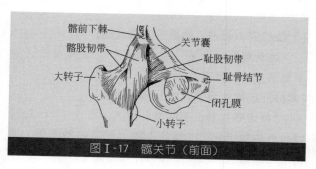

图Ⅰ-17 髋关节（前面）

【外大内小两个转，前线后嵴在其间】

"两个转"即指**大转子**与**小转子**。在股骨上端，上外侧突起为大转子，内下方突起为小转子。"前

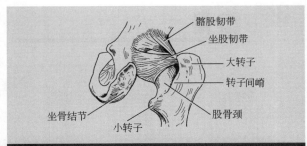

图 I-18　髋关节（后面）

线"即在股骨前方位于大转子和小转子之间的线状
隆起，称**转子间线**；"后嵴"即在股骨后方从大转
子至小转子之间的隆起，称**转子间嵴**。

【大转髂嵴下一掌，瘦人隆起更明显】

大转子是下肢重要的骨性标志，在体表沿**髂嵴**
下一掌处可取，瘦人更为明显。

34 髌骨

> 上底下尖三角形，前面粗隆后面平，
> 内窄外宽中央嵴，最大籽骨腱发生。

释义：

髌骨属于籽骨，位于股骨下端前面，股四头肌腱内。此歌诀描述了髌骨的形态，有助于学生观察离体的髌骨标本时，易于识别方位、辨认结构。

【上底下尖三角形】

髌骨上宽称**髌底**，下尖称**髌尖**，形态近似三角形。

【前面粗隆后面平】

髌骨前面隆起较粗糙，后面平坦。

【内窄外宽中央嵴】

髌骨后面中央有一纵嵴，将关节面分为内窄外宽两部分，与股骨髌面相关节。

【最大籽骨腱发生】

髌骨是人体最大的籽骨，发生于股四头肌腱。

35 跗骨 (1)

> 距上跟下舟在前，内中外楔骰外边。

释义：

　　跗骨属于足骨的一部分，相当于上肢的腕骨，每侧 7 块，名为距骨、跟骨、足舟骨、内侧楔骨、中间楔骨、外侧楔骨和骰骨。此歌诀描述了 7 块跗骨的名称和大体的位置（图Ⅰ-19）。

【距上跟下舟在前】

　　距骨靠上方，**跟骨**在其下，**足舟骨**在距骨之前。

【内中外楔骰外边】

　　"内中外楔"即 3 块楔骨，"骰"即**骰骨**。在足舟骨和跟骨之前，由内侧至外侧依次为**内侧楔骨**、**中间楔骨**、**外侧楔骨**，以及"骰外边"（即最外侧的骰骨）。

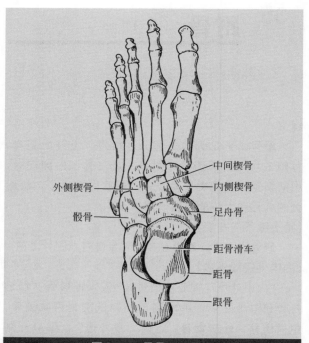

中间楔骨
外侧楔骨
内侧楔骨
骰骨
足舟骨
距骨滑车
距骨
跟骨

图 I -19　足骨（上面）

36 跗骨 （2）

> 距跟舟，三楔骰。

释义：

　　此歌诀6个字，介绍了7块跗骨的名称（图Ⅰ-19）。

【距跟舟】

　　"距"指距骨，"跟"指跟骨，"舟"指足舟骨。

【三楔骰】

　　"三楔"指内侧楔骨、中间楔骨和外侧楔骨，"骰"指骰骨。

37 距骨

> 头前舟、颈略窄，体上滑车邻胫踝，
>
> 外突后突分两节，头颈体下跟骨抬。

释义：

　　距骨是 7 块跗骨之一，按其形态分为距骨头、距骨颈和距骨体三部分。此歌诀描述了距骨的形态结构与重要毗邻（图Ⅰ-19）。

【头前舟、颈略窄】

　　"头前舟"即**距骨头**，是位于距骨的前端具有球形关节面的部分，与前方的足舟骨相关节。"颈略窄"即距骨头后方略窄细处，称**距骨颈**。

【体上滑车邻胫踝】

　　距骨颈后方为距骨体，其上面和两侧都有关节面，称**距骨滑车**。"邻胫踝"即距骨滑车与胫骨的下关节面和内踝、外踝相关节。

【外突后突分两节】

　　"外突"即距骨体外侧面有一突起，称**距骨外侧突**；"后突"即距骨体后端有一向后下方的突起，称**距骨后突**，此突又被踇长屈肌腱"分两节"，即划分为内侧结节和外侧结节。

【头颈体下跟骨抬】

"头颈体"即距骨头、距骨颈、距骨体三部分，其下面均有关节面与跟骨相应的关节面相关节，"跟骨抬"即犹如被跟骨抬起。

38 滑膜关节的基本构造

> 滑膜关节面囊腔，面戴软骨韧又光，
> 纤维滑膜两层囊，腔内负压求稳当。

释义：

　　滑膜关节属于骨的间接连结，是骨连结的最高级分化形式，通常亦称**关节**。滑膜关节的基本结构包括**关节面**、**关节囊**和**关节腔**三个主要部分。此歌诀简要描述了滑膜关节的基本结构（图Ⅰ-20）。

【滑膜关节面囊腔】

　　滑膜关节的基本结构包括"面""囊""腔"，即关节面、关节囊和关节腔。

【面戴软骨韧又光】

　　"面戴软骨"是比喻关节面上覆盖有**关节软骨**，表面光滑、具有弹性，能承受负荷和吸收震荡。

【纤维滑膜两层囊】

　　关节囊呈袋状，"两层囊"即分外、内两层。外层为**纤维膜**（由致密结缔组织构成），内层为**滑膜**（由疏松结缔组织构成）。

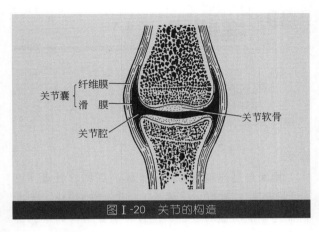

图 I -20　关节的构造

【腔内负压求稳当】

关节腔是关节软骨和关节囊滑膜层围成的密闭腔隙，含有少量滑液，呈负压状态，有助于关节的稳定性。

39 椎间盘（1）

> 椎间盘有二十三，上下椎体靠它连，
> 外纤维环内髓核，后外脱出最常见。

释义：

  椎间盘是连接相邻两个椎体的纤维软骨盘（第 1 颈椎和第 2 颈椎之间除外），成人有 23 块。此歌诀描述了椎间盘的数目、位置、主要结构和常见的损伤特征（图 I -21、图 I -22）。

【椎间盘有二十三，上下椎体靠它连】

  椎间盘有 23 块，分别连于相邻**椎体**之间。

【外纤维环内髓核】

  椎间盘的结构主要由两部分组成，"外纤维环"即周围部分是呈同心圆状排列的纤维软骨，称**纤维环**；"内髓核"即中央部分是白色具有弹性的胶样物质，称**髓核**。

【后外脱出最常见】

  椎间盘的纤维环前部较厚，后部较薄，在腰椎间盘损伤、纤维环破裂时，临床常见髓核"后外脱

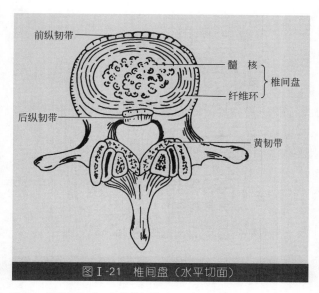

前纵韧带

髓　核

纤维环

椎间盘

后纵韧带

黄韧带

图Ⅰ-21　椎间盘（水平切面）

出"，即髓核向后外侧脱出，突向椎管或椎间孔，出现压迫脊神经的症状。

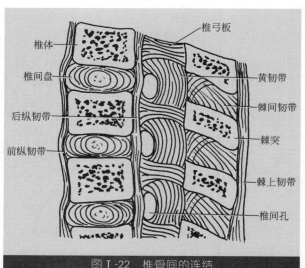

图Ⅰ-22 椎骨间的连结

40 椎间盘（2）

> 上下椎体夹间盘，内髓核外纤维环，
> 环损核出常后外，脊神经根受牵连。

释义：

此歌诀简要描述了椎间盘的位置、结构和常见损伤的主要特征（图Ⅰ-21、图Ⅰ-22）。

【上下椎体夹间盘】

椎间盘位于相邻的两个椎体之间。

【内髓核外纤维环】

椎间盘的结构包括位于盘中央的髓核和周围呈同心圆状排列的纤维环两部分。

【环损核出常后外，脊神经根受牵连】

腰椎间盘损伤时，常见纤维环破裂，髓核向后外方脱出，突向椎管和椎间孔，"受牵连"寓意压迫脊神经根会出现症状。

41 脊柱的韧带

> 前纵后纵黄，棘间棘上项，
> 从前向后瞧，横突间莫忘。

释义：

椎骨的连结中除**椎间盘**外，**韧带**是重要的结构。此歌诀从前向后简要概括了这些韧带（图Ⅰ-22）。

【前纵后纵黄】

位于椎体前面的是**前纵韧带**，位于椎体后面的称**后纵韧带**，位于相邻椎弓板间的是**黄韧带**（又名弓间韧带）。

【棘间棘上项】

连于各棘突之间的是**棘间韧带**。纵行连接胸椎、腰椎、骶椎各棘突尖的韧带称**棘上韧带**。**项韧带**是棘上韧带向上的延续，为连接颈椎棘突尖的板状韧带。

【从前向后瞧，横突间莫忘】

指以上韧带是从前向后描述的，此外尚有**横突间韧带**位于相邻横突之间。

42　脊柱的四个生理弯曲

抬头靠颈立求腰，颈腰前凸不可少，

胸骶后凸为先天，弹性减震形体妙。

释义：

从侧面观察脊柱，可见四个生理弯曲，即**颈**
曲、**胸曲**、**腰曲**和**骶曲**。此歌诀结合生理现象描述
了生理弯曲的出现和弯曲的方位（图Ⅰ-23）。

【抬头靠颈立求腰，颈腰前凸不可少】

胚胎时期，脊柱只有一个凸向后的背曲，"抬
头靠颈"即一般认为生后 3～4 个月的婴儿开始抬
头，因承担头重，脊柱形成明显向前凸的颈曲；
"立求腰"即 1 岁至 1 岁半时，婴儿开始坐立或直立
行走，因髋关节伸直、骨盆前倾，腰部凸向前方作
代偿性调整而形成腰曲。

【胸骶后凸为先天】

胸曲和骶曲保持胚胎时期向"后凸"的背曲
方向。

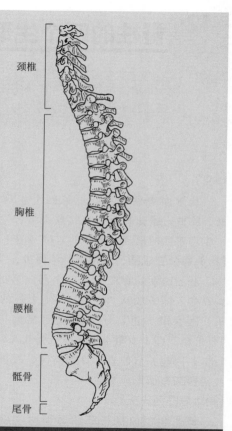

颈椎

胸椎

腰椎

骶骨

尾骨

图 I-23 脊柱侧面观

【弹性减震形体妙】

脊柱的四个生理弯曲使脊柱富有弹性，可减轻震荡，并使人体保持良好体形。

43 肋弓

肋弓剑下两侧展，七、八、九、十依次攀，
四对肋软游离缘，胸骨下角在其间。

释义：

　　肋弓是位于剑突侧下方，由 8～10 对肋软骨前
端依次与上位肋软骨连结形成的弓形游离缘。此歌
诀简要描述了肋弓的构成（图Ⅰ-24）。

【肋弓剑下两侧展】

　　肋弓犹如弓形"展"于**剑突**下外方两侧。

【七、八、九、十依次攀，四对肋软游离缘】

　　由于第 8～10 对肋软骨的前端未直接连于胸
骨，而是依次"攀"附连结于上位肋软骨，故形成
了"七、八、九、十"4 对"肋软"骨连结的游离
缘，称肋弓。

【胸骨下角在其间】

　　两侧肋弓之间向下的夹角称**胸骨下角**。

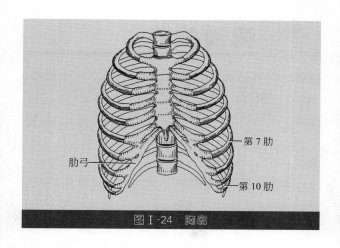

第7肋

肋弓

第10肋

图 I-24　胸廓

44 胸锁关节

> 胸锁关节属于鞍，邀请胸锁一肋软，
> 关节盘分腔为二，升降前后微旋转。

释义：

此歌诀描述了**胸锁关节**的组成、主要形态特点和功能。

【胸锁关节属于鞍，邀请胸锁一肋软】

胸锁关节属于鞍状关节。胸锁关节是由"胸""锁""一肋软"即胸骨的**锁切迹**、锁骨的**胸骨端**和第 1 肋软骨三部分组成，犹如"邀请"三方共同构成胸锁关节。

【关节盘分腔为二】

胸锁关节囊内有由纤维软骨构成的**关节盘**，该盘将关节腔分为外上和内下两部分，使关节面之间更为适应并防止锁骨向内上方脱位。

【升降前后微旋转】

胸锁关节的运动主要沿三个运动轴进行，包括锁骨外侧端升、降、向前、向后及微小的旋转运动。

45 肩关节囊

肩关节囊松而薄，肌腱纤维前后合，
喙肱韧带附上方，二头长腱囊内过，
三轴运动最灵活，下方薄弱头易脱。

释义：

肩关节是由**肱骨头**和肩胛骨的**关节盂**构成，属于典型的球窝关节。此歌诀描述了肩关节的主要结构特点和运动（图Ⅰ-25）。

【肩关节囊松而薄，肌腱纤维前后合】

肩关节囊的主要特点是松弛而薄，囊的前后壁有周围的肌腱纤维汇合加入。

【喙肱韧带附上方】

关节囊的上方有**喙肱韧带**。

【二头长腱囊内过】

"二头长腱"即**肱二头肌**的长头腱，该腱附着于肩胛骨的**盂上结节**（由滑膜囊包绕），行于关节囊内，经**肱骨结节间沟**向下穿出关节囊。

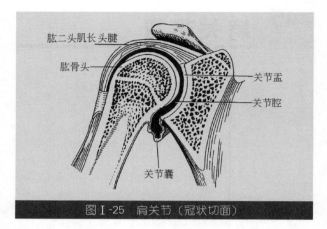

肱二头肌长头腱

肱骨头

关节盂

关节腔

关节囊

图 I-25　肩关节（冠状切面）

【三轴运动最灵活】

肩关节是典型的球窝关节，有三个运动轴，故运动非常灵活：即在冠状轴上做屈、伸运动，在矢状轴上做收、展运动，在垂直轴上做旋内、旋外以及环转运动。

【下方薄弱头易脱】

肩关节的稳固性除靠韧带、肌腱等结构加强外，周围短肌的主动收缩也起着重要作用。而关节囊下方缺少韧带、肌肉，成为关节囊薄弱处，"头易脱"即肩关节脱位时，肱骨头常从关节囊下方脱出。

46 肘后三角

内外上髁鹰嘴三，屈肘三角伸直线，
后脱位时嘴上移，三点变位助诊断。

释义：

肘后三角是指肘后肱骨内上髁、外上髁和尺骨鹰嘴三个骨性标志，在肘关节屈曲 90°时，肘后呈现出的三角形。这三个骨性标志在体表均易于摸到。当肘关节脱位或骨折时，以上三者的位置可发生改变（图 I -26）。

【内外上髁鹰嘴三，屈肘三角伸直线】

正常人屈肘时（90°），从肘后观察，**肱骨内上髁、外上髁与尺骨鹰嘴**三点构成一尖朝下的等腰三角形。肘关节处于伸时，此三点则位于一条横线上。

【后脱位时嘴上移，三点变位助诊断】

当肘关节脱位时，"嘴上移"即鹰嘴向上移位，使三点位置发生变化，此特征有助于诊断。

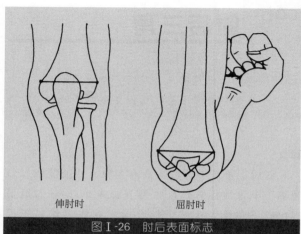

伸肘时　　　　　　　屈肘时

图 I -26　肘后表面标志

47 前臂骨的运动

> 内尺外桡前臂骨，手背旋前桡骨舞，
> 手掌朝前为旋后，骨间膜张在中途。

释义：

前臂骨的**桡尺近侧关节**和**桡尺远侧关节**联合动作使前臂做旋转运动。运动时，桡骨头在原位旋转，桡骨下端与手围绕尺骨头旋转。此歌诀重申了处于解剖学姿势时，桡骨、尺骨相互的位置，在此基础上正确理解前臂骨的旋转运动。

【内尺外桡前臂骨，手背旋前桡骨舞】

按解剖学姿势，尺骨位于前臂的内侧，桡骨位于外侧，在此基础上描述前臂骨的运动。手背朝前，是桡骨旋转到尺骨前方的运动。学习时记住"桡骨舞"至"手背"朝前的运动为前臂旋前。

【手掌朝前为旋后】

与旋前相反，手掌朝前时，桡骨转回到尺骨的外侧（此时桡骨与尺骨并列），称旋后。

【骨间膜张在中途】

当前臂处于旋前与旋后之间的位置时，**前臂骨间膜**处于最紧张的状态（骨间膜呈现最大宽度）。故前臂骨骨折时，应将前臂骨固定于半旋前或半旋后位，以防止日后骨间膜挛缩，影响前臂的正常旋转功能。

48 桡腕关节

桡骨尺下关节盘，腕骨近列舟月三，
椭圆关节囊松弛，屈伸收展加环转。

释义：

　　桡腕关节又称腕关节。此关节由桡骨下端的腕
关节面和尺骨头下方关节盘构成的关节窝，以及由
手舟骨、月骨、三角骨组成的关节头构成。学习时
常有两点易于忽略：①尺骨不参与此关节组成，而
尺骨头下的关节盘参与构成关节窝；②豌豆骨不参
与此关节的组成。此歌诀描述了桡腕关节的组成、
主要形态特点和运动。

【桡骨尺下关节盘，腕骨近列舟月三】

　　桡腕关节的组成包括："桡骨"即桡骨下端的
关节面，"尺下关节盘"即尺骨头下方关节盘构成
的关节窝，与腕骨近侧列的"舟月三"即手舟骨、
月骨和三角骨的近侧面合成的关节头。

【椭圆关节囊松弛】

　　按关节面的形态，桡腕关节是典型的椭圆关

节。关节囊较为松弛。

【屈伸收展加环转】

腕关节可做屈、伸、收、展和环转运动。

49　拇指腕掌关节运动

> 马鞍屈伸收展环，对掌展屈加内旋，
> 拇甲外闪属于伸，方位与常不一般。
> 君想拇指作外展？背靠桌面拇指天。

释义：

　　拇指腕掌关节由大多角骨与第 1 掌骨底构成，是典型的鞍状关节，可做屈、伸、收、展和环转运动。由于第 1 掌骨脱离了其他 4 个掌骨的行列，向掌侧旋转近 90°，所以拇指的运动轴不同于其他掌骨，故对拇指的运动方向易产生错觉。此歌诀主要诠释了拇指腕掌关节的运动，并刻意描述了拇指作伸和外展的动作，以此为范则便于领悟拇指腕掌关节的运动方位（图Ⅰ-27）。

【马鞍屈伸收展环，对掌展屈加内旋】

　　"马鞍"表示拇指腕掌关节属于鞍状关节，由两个马鞍形关节面呈十字交叉状结合。此关节可作屈、伸、收、展、环转和对掌运动。**对掌运动**是拇指

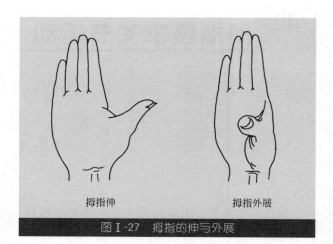

拇指伸　　　　　　　　　　　拇指外展

图Ⅰ-27　拇指的伸与外展

"展屈加内旋"（即外展、屈和旋内动作）的连续。

【拇甲外闪属于伸，方位与常不一般】

　　当拇指指甲作"外闪"（即朝向外侧的运动）时为伸。判断以上运动方位恰与通常方位不同（如拇指的屈、伸运动和其他指的收、展运动在同一平面）。

【君想拇指作外展？背靠桌面拇指天】

　　如果要演示拇指外展的动作，可将手背贴靠桌面上，拇指抬起朝向天花板。歌诀以"拇指天"寓意拇指朝向天花板的动作。

50 大小骨盆分界（界线）

骶岬侧展弓状线，耻骨梳节联上缘。

释义：

骨盆可以分为大骨盆和小骨盆两部分，其分界线称**界线**，大骨盆位于界线的前上方，小骨盆位于界线的后下方。此歌诀由后向前叙述了组成界线的骨性结构（图Ⅰ-28、图Ⅰ-16）。

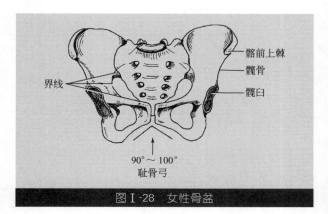

图Ⅰ-28 女性骨盆

【骶岬侧展弓状线，耻骨梳节联上缘】

　　组成界线的结构包括骶岬、两侧髂骨弓状线、耻骨梳、"节"（即耻骨结节）和"联上缘"（即耻骨联合上缘）。

51 骨盆下口

> 尾尖韧带骶结节，坐骨结节支上斜，
> 耻骨下支联合下，骨盆下口性有别。

释义：

　　骨盆下口高低不平，由尾骨尖、骶结节韧带、坐骨结节、坐骨支、耻骨下支和耻骨联合下缘等结构参与围成。此歌诀由后向前叙述了组成骨盆下口的结构。

【尾尖韧带骶结节】

　　"尾尖"即**尾骨尖**，"韧带骶结节"即**骶结节韧带**。

【坐骨结节支上斜】

　　坐骨结节及向"上斜"的**坐骨支**。

【耻骨下支联合下】

　　耻骨下支及"联合下"（即**耻骨联合下缘**）。

【骨盆下口性有别】

　　骨盆下口的大小、形态，男、女性有明显的区别。

52 女性骨盆

> 女盆宽短翼水平，上圆下宽腔圆桶，
>
> 骶骨短直岬突小，九十、一百耻骨弓。

释义：

从青春期开始，骨盆出现明显的性别差异，男、女性骨盆的大小、形状都有所区别。女性骨盆又是产道的骨性结构，其特点与妊娠和分娩机能有关。此歌诀描述了女性骨盆与男性骨盆相比的几个特点（图Ⅰ-28）。

【女盆宽短翼水平】

女性骨盆外形宽短，"翼水平"即**髂骨翼**的方位较水平。

【上圆下宽腔圆桶】

骨盆上口近似圆形，下口较为宽大，"腔圆桶"即**骨盆腔**呈圆桶状。

【骶骨短直岬突小】

骶骨宽短而直，"岬突小"即**骶岬**向前内突出不明显。

【九十、一百耻骨弓】

耻骨弓为两侧坐骨支与耻骨下支之间形成开口向下、呈弓形的切迹，它们的夹角称**耻骨下角**，在女性约为 90°～100°。

53 男性骨盆

> 男盆狭长翼直陡，上心下小腔如漏，
> 骶骨长弯岬突出，七十、七五 V 形手。

释义：

此歌诀描述了男性骨盆的几个特点（图 I -29）。

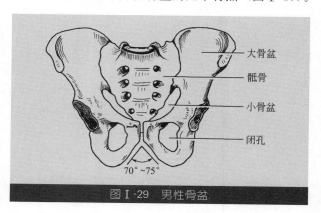

大骨盆
骶骨
小骨盆
闭孔

70°~75°

图 I -29 男性骨盆

【男盆狭长翼直陡】

"男盆狭长"即男性骨盆外形狭长，"翼直陡"

即**髂骨翼**陡直。

【上心下小腔如漏】

"上心下小"即**骨盆上口**呈心形，下口较小，"腔如漏"即**骨盆腔**较小呈漏斗状。

【骶骨长弯岬突出】

"骶骨长弯"即骶骨窄长且曲度较大，"岬突出"即**骶岬**明显而突出。

【七十、七五 V 形手】

耻骨下角为 70°～75°，约相当于中指与示指分开时的夹角，在此借用英语"victory"时的手势（倒置）帮助记忆。

54 髋关节

臼深臼唇把头吞，臼头韧带血源亲，
颈后外 1/3 在囊外，髂股韧带形似人。

释义：

髋关节由髋臼和股骨头构成。此歌诀简要描述了髋关节的组成和主要结构特点（图 I-17、图 I-18）。

【臼深臼唇把头吞】

髋关节由**髋臼**和**股骨头**组成，"臼深""臼唇"即髋臼较深并在其周缘有软骨构成的**髋臼唇**更增加了髋臼的深度；"把头吞"寓意股骨头几乎全部纳入髋臼内。

【臼头韧带血源亲】

在关节囊内有"臼头韧带"即连于髋臼和股骨头间的**股骨头韧带**；此韧带的另一特点为"血源亲"，即此韧带内含有营养股骨头的血管。

【颈后外 1/3 在囊外】

髋关节囊坚韧，覆盖股骨颈的范围前后有所不同，在前面下缘达**转子间线**；在后面仅包围股骨颈内侧的 2/3，而股骨颈后面外侧 1/3 位于关节囊之外（故股骨颈骨折有囊内骨折、囊外骨折的不同分型）。

【髂股韧带形似人】

髂股韧带是髋关节极其强韧的韧带，形似人字形，位于关节囊的前方。

55 膝关节

> 股下胫上髌居前，屈伸半屈可旋转，
> 胫腓韧带髌韧带，内有交叉半月板。

释义：

膝关节是人体最大、最复杂的关节。此歌诀简略提出了膝关节的组成和重要的解剖结构，便于学习时把握知识点重点记忆（图 I-30）。

【股下胫上髌居前】

膝关节由股骨下端、胫骨上端和髌骨构成。

【屈伸半屈可旋转】

"屈伸"即膝关节的运动主要为屈和伸。"半屈可旋转"即当膝关节在半屈位时，小腿可作轻度旋内和旋外运动。

【胫腓韧带髌韧带】

膝关节的韧带较多，其中有位于关节囊外居于两侧的**胫侧副韧带**、**腓侧副韧带**和位于前面的**髌韧带**。

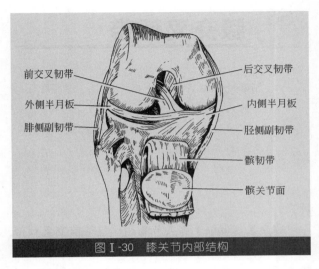

图 I -30 膝关节内部结构

【内有交叉半月板】

"内有交叉"即关节囊内有膝交叉韧带（**前交叉韧带**与**后交叉韧带**）。关节囊内尚有两块纤维软骨板，称半月板（**内侧半月板**与**外侧半月板**）。

56 膝交叉韧带

间窝外内侧，隆起前后缘，
外前内后股胫间。
伸膝前紧胫不前，屈膝后紧胫后限，
牵拉胫骨不离散。

释义：

　　膝交叉韧带位于膝关节囊内，包括**前交叉韧带**和**后交叉韧带**，是稳定膝关节的重要结构。此歌诀描述了膝交叉韧带的具体位置和功能（图Ⅰ-30、图Ⅰ-31）。

【间窝外内侧，隆起前后缘】

　　膝交叉韧带起于股骨"间窝外内侧"，即**髁间窝**的外侧面（股骨外侧髁的内面）和内侧面（股骨内侧髁的外侧面），分别止于胫骨"隆起前后缘"（即**髁间隆起**的前、后缘）。

【外前内后股胫间】

　　前交叉韧带的位置是"外前"，即髁间窝外侧

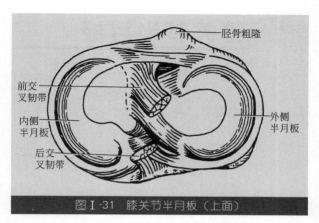

图 I -31　膝关节半月板（上面）

面至髁间隆起前方；后交叉韧带的位置是"内后"，即髁间窝内侧面至髁间隆起的后方。学习时铭记"外前"和"内后"是记忆两韧带的关键。"股胫间"表示两韧带均连于股骨和胫骨之间。

【伸膝前紧胫不前，屈膝后紧胫后限】

伸膝时"前紧"即前交叉韧带紧张，可防止胫骨前移；屈膝时"后紧"即后交叉韧带紧张，可限制胫骨后移。

【牵拉胫骨不离散】

前交叉韧带和后交叉韧带的牵拉保持了膝关节的活动和胫骨的稳定。

57 膝关节半月板

内 C 大吻胫，外 O 小腓仃，
周厚内缘薄，股胫更稳定。
板可略移动，伸膝前滑行，
小腿骤伸旋，半月难适应。

释义：

　　膝关节半月板位于膝关节囊内，是股骨与胫骨关节面之间的两块纤维软骨板。此歌诀描述了膝关节半月板的形态和一些功能特点（图 I-30、图 I-31）。

【内 C 大吻胫，外 O 小腓仃】

　　内侧半月板较大，呈 C 形，"吻胫"指其边缘中份与胫侧副韧带紧密相贴；**外侧半月板**近似 O 形，较小，"腓"即腓骨，"仃"意为孤独，"腓仃"在此寓意腓侧副韧带与外侧半月板不相连。

【周厚内缘薄，股胫更稳定】

　　每块半月板的周缘较肥厚，内缘锐薄，从而使似成球状面的股骨内侧髁、外侧髁与上面略显平坦的胫骨内侧髁、外侧髁的关节面更为适应。

【板可略移动，伸膝前滑行】

　　随膝关节活动，半月板可在一定的范围内略有滑动。伸膝时半月板滑向前方，屈膝时，滑向后方。

【小腿骤伸旋，半月难适应】

　　在急骤地伸小腿并旋转时，半月板退让不及，难以适应股骨关节面曲度的变化，致使半月板常被压挤损伤，甚至破裂。

58 距小腿关节

> 胫腓下端距滑车，背屈跖屈微微侧，
> 内侧坚韧名三角，外侧下坡扭伤多。

释义：

　　距小腿关节又称踝关节。此歌诀简要概括了踝关节的组成和运动。

【胫腓下端距滑车】

　　距小腿关节由胫骨、腓骨下端与距骨滑车构成。

【背屈跖屈微微侧】

　　踝关节属于屈戌关节，主要作背屈（伸）和跖屈（屈）运动。在足跖屈时（较窄的距骨滑车后部进入较宽的关节窝前部），踝关节可"微微侧"，即有轻微的侧方运动。

【内侧坚韧名三角，外侧下坡扭伤多】

　　踝关节两侧有副韧带加强，"内侧坚韧"即**内侧韧带**较为坚韧，"名三角"又称三角韧带。"外侧"即外侧韧带（为三个独立的韧带），较薄弱。"下坡扭伤多"即下坡（或下楼）如有不慎时，外侧结构常易损伤。

59 三足架

三足架立不愁，足跟一、五跖骨头。

释义：

人们把足部负重的三点比喻为三足架，以使人体稳固地站立于地面，此歌诀简要表述了三足架的解剖结构。

【足跟一、五跖骨头】

三足架的构成：后部为跟骨结节，前内方为第1跖骨头，前外方为第5跖骨头。

60 足弓最高点

> 内纵弓顶距骨头，外纵略低骰骨求，
> 横弓最高在中楔，维持弹性好行走。

释义：

足弓是由跗骨和跖骨组成凸向上方的弓形结构，可分为**内侧纵弓**、**外侧纵弓**和**横弓**，并由韧带和肌肉来维持。此歌诀描述了上述三弓的最高点（图Ⅰ-32）。

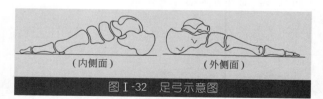

（内侧面）　　　　　（外侧面）

图Ⅰ-32　足弓示意图

【内纵弓顶距骨头】

内侧纵弓顶为**距骨头**。

【外纵略低骰骨求】

外侧纵弓较内侧纵弓略低，弓的最高点在

骰骨。

【横弓最高在中楔】

横弓的最高点在"中楔",即**中间楔骨**。

61 含有关节盘结构的关节

有盘稳灵抗冲击，下颌胸锁桡腕膝。

释义：

　　关节盘是位于两关节面之间的纤维软骨板，可使关节面更为适应，从而增加了关节的稳固性和灵活性，并减少冲击和震荡，属于关节的辅助结构。此歌诀概括了具有关节盘结构的四组关节。

【有盘稳灵抗冲击】

　　有关节盘的关节可增强"稳""灵""抗冲击"，即增强稳固性、灵活性并能减少运动对骨的冲击。

【下颌胸锁桡腕膝】

　　"下颌"即**颞下颌关节**（下颌关节），"胸锁"即**胸锁关节**，"桡腕"即**桡腕关节**，"膝"即**膝关节**。以上四组关节均含有关节盘。

62　斜方肌（1）

> 斜方颈后背上部，枕凸项韧胸棘突，
> 止于锁外冈肩峰，向内提降肩胛骨，
> 两侧收缩可仰头，动肩锁肩力量足。

释义：

斜方肌是项部和背上部浅层扁肌，一侧呈三角形，两侧合起来为斜方形。此歌诀描述了斜方肌的位置，起止点和功能（图Ⅰ-33）。

【枕凸项韧胸棘突】

斜方肌的起点为"枕凸""项韧""胸棘突"等部，即**枕外隆凸、项韧带和全部胸椎棘突**等部。

【止于锁外冈肩峰】

该肌的止点为"锁外""冈"和"肩峰"，即**锁骨外侧、肩胛冈和肩峰**。

【向内提降肩胛骨】

斜方肌收缩时可使肩胛骨"向内"，即向脊柱靠拢；上部肌束收缩可向上"提"肩胛骨；下部肌

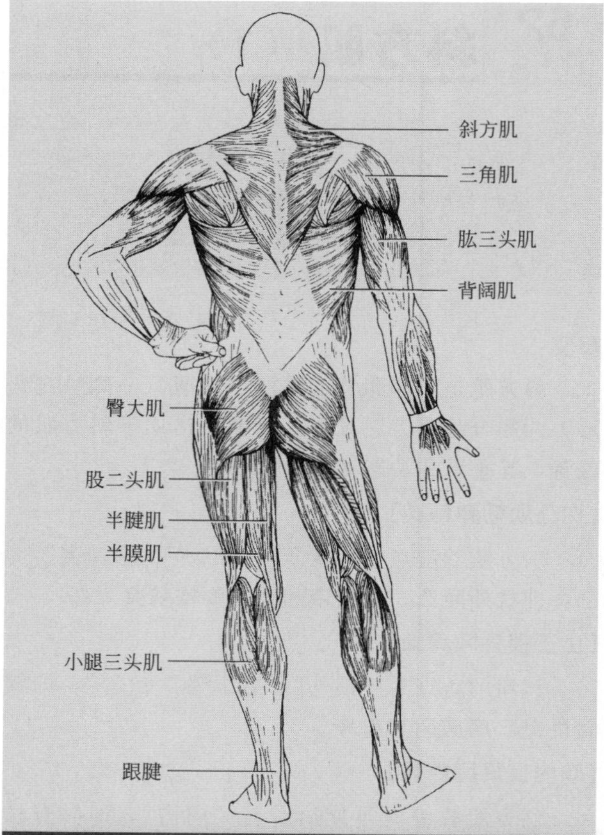

斜方肌

三角肌

肱三头肌

背阔肌

臀大肌

股二头肌

半腱肌

半膜肌

小腿三头肌

跟腱

图 I-33 全身肌（后面）

束收缩可向下"降"肩胛骨。

【两侧收缩可仰头，动肩锁肩力量足】

　　斜方肌两侧收缩可使头后仰。该肌是"动肩"和"锁肩"的主要肌，即牵拉肩关节活动和保持其固定的主要肌。

63 斜方肌（2）

斜方颈后背上趴，向内提降拉肩胛。

释义：

此歌诀简要介绍了斜方肌的位置和运动（图 I-33）。

【斜方颈后背上趴】

斜方肌位于项部和背上部浅层，犹如"趴"在背部一样。

【向内提降拉肩胛】

斜方肌的主要作用为牵拉肩胛骨，"向内"即拉肩胛骨向脊柱靠拢，"提降"即向上提或向下降肩胛骨。

64 背阔肌（1）

六胸腰棘髂嵴起，止于肱小结节嵴，
内收旋内臂后伸，上肢固定作引体。

释义：

　　背阔肌位于背下部和胸的后外侧浅层，是人体最大的扁肌。此歌诀描述了背阔肌的起止点和功能（图Ⅰ-33）。

【六胸腰棘髂嵴起，止于肱小结节嵴】

　　背阔肌起于"六胸""腰棘"和"髂嵴"（即下6个**胸椎棘突**、全部**腰椎棘突**和**髂嵴**）的后部，止于"肱小结节嵴"（即**肱骨小结节嵴**）。

【内收旋内臂后伸，上肢固定作引体】

　　背阔肌的功能可使臂部**内收、旋内**和**后伸**。当上肢固定时可参与**引体**向上。

65 背阔肌（2）

背阔背下胸侧面，臂伸内收和内旋。

释义：

　　此歌诀简要描述了背阔肌的位置和功能（图Ⅰ-33）。

【背阔背下胸侧面】

　　背阔肌位于"背下"和"胸侧面"，即背的下半部和胸的后外侧壁。

【臂伸内收和内旋】

　　背阔肌的作用可使臂后伸、内收和旋内。

66 胸锁乳突肌

> 胸锁乳突颈两旁，起止询名下上方，
> 单侧收缩：头向同侧面对侧，
> 双侧收缩：头后仰。

释义：

　　胸锁乳突肌斜位于颈两侧浅部。此歌诀描述了胸锁乳突肌的起止点、位置和功能（图Ⅰ-34）。

【胸锁乳突颈两旁，起止询名下上方】

　　胸锁乳突肌斜位于颈部两侧。探"询"胸锁乳突肌起止点可依该肌名称，"下上方"指下端起于"胸"和"锁"（即**胸骨柄**前面和**锁骨**的内侧端），上端止点为"乳突"（即**颞骨乳突**）。

【单侧收缩：头向同侧面对侧】

　　一侧胸锁乳突肌收缩，可使头偏向同侧，面朝向对侧。

【双侧收缩：头后仰】

　　两侧胸锁乳突肌同时收缩时，可使头后仰。

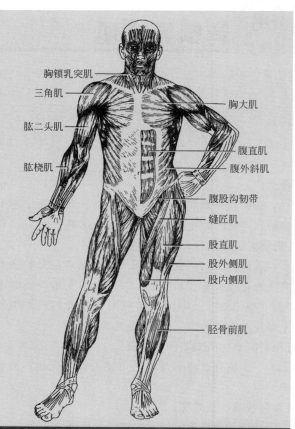

胸锁乳突肌

三角肌

肱二头肌

肱桡肌

胸大肌

腹直肌

腹外斜肌

腹股沟韧带

缝匠肌

股直肌

股外侧肌

股内侧肌

胫骨前肌

图 I-34 全身肌（前面）

67 舌骨上肌群

> 舌骨滑车系二腹，茎突下颌颏舌骨，
> 上提舌骨助吞咽，舌骨固定张口如。

释义：

舌骨上肌群位于舌骨与下颌骨和颞骨之间，参与构成口腔的底壁，每侧有 4 块，即**二腹肌、茎突舌骨肌、下颌舌骨肌和颏舌骨肌**。此歌诀描述了诸肌的位置和主要功能。

【舌骨滑车系二腹】

"二腹"即二腹肌，该肌有前、后两个肌腹，分别起自下颌骨和颞骨，二肌腹之间的中间腱借筋膜形成的"滑车"系于舌骨。

【茎突下颌颏舌骨】

"茎突""下颌""颏"即指茎突舌骨肌、下颌舌骨肌和颏舌骨肌。以上三肌的起止点可依各肌的名称对应记忆，即分别起自颞骨茎突、下颌骨和下颌骨颏棘，均止于舌骨。

【上提舌骨助吞咽】

舌骨上肌群的功能为上提舌骨，使舌升高协助吞咽。

【舌骨固定张口如】

当舌骨固定时，下颌舌骨肌、颏舌骨肌和二腹肌前腹的作用可拉下颌骨向下"张口如"（即张口）。

68 舌骨下肌群

胸骨舌骨位置浅，肩胛舌骨中间腱，
胸骨甲状深在下，甲状舌骨向上延。

释义：

　　舌骨下肌群位于颈前部，正中线两侧，舌骨与胸骨之间，每侧有 4 块，分为浅深两层，即**胸骨舌骨肌、肩胛舌骨肌、胸骨甲状肌和甲状舌骨肌**。此歌诀描述了诸肌的名称和大体位置。

【胸骨舌骨位置浅，肩胛舌骨中间腱】

　　浅层为胸骨舌骨肌和肩胛舌骨肌。"胸骨舌骨"即胸骨舌骨肌位于胸骨和舌骨之间，紧邻正中线两侧。"肩胛舌骨"即肩胛舌骨肌有下、上两个肌腹，其下腹起于肩胛骨上缘，斜向前上方，在胸锁乳突肌后缘止于中间腱；上腹自中间腱至舌骨体，位于胸骨舌骨肌的外侧。

【胸骨甲状深在下，甲状舌骨向上延】

　　深层两块为"胸骨甲状"和"甲状舌骨"，即胸骨甲状肌和甲状舌骨肌。"深在下"即深层下方是胸骨甲状肌，由胸骨柄向上至甲状软骨；上方是甲状舌骨肌，"向上延"即由甲状软骨向上延伸到舌骨。

69　斜角肌间隙

前中角肌一肋间，围成间隙谁有缘？

锁下动脉弓形走，后上可见臂丛穿。

释义：

　　斜角肌间隙是颈部前斜角肌、中斜角肌与第 1 肋之间的三角形空隙，此处有锁骨下动脉与臂丛通过。此歌诀描述了斜角肌间隙的围成和通过的结构（图Ⅰ-35）。

【前中角肌一肋间，围成间隙谁有缘】

　　斜角肌间隙是由"前中角肌""一肋"围成，即**前斜角肌、中斜角肌**与第 1 肋三者围成的空隙。"谁有缘"寓意哪些结构通过斜角肌间隙。

【锁下动脉弓形走，后上可见臂丛穿】

　　在斜角肌间隙内有"锁下动脉""弓形走"，即**锁骨下动脉**呈弓形跨过第 1 肋上方；在锁骨下动脉"后上"方有**臂丛**穿过。

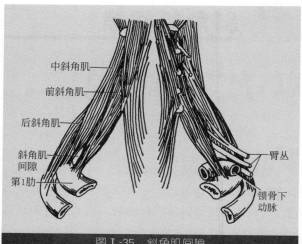

图 I-35 斜角肌间隙

中斜角肌
前斜角肌
后斜角肌
斜角肌间隙
第1肋
臂丛
锁骨下动脉

70 胸大肌（1）

> 胸大如扇起点三，锁骨胸骨六肋软，
> 止于肱大结节嵴，臂屈内收和内旋，
> 用力提肋助吸气，上肢固定提躯干。

释义：

　　胸大肌是重要的胸上肢肌，呈扇形，覆盖胸廓前壁的大部。此歌诀描述了胸大肌的形状、起止点和功能（图Ⅰ-34）。

【**胸大如扇起点三，锁骨胸骨六肋软**】

　　胸大肌形如扇形，其起点分三部分，即**锁骨**的内侧半、**胸骨**和第1～6肋软骨。

【**止于肱大结节嵴**】

　　胸大肌止点为"肱大结节嵴"，即**肱骨大结节嵴**。

【**臂屈内收和内旋**】

　　胸大肌的主要作用为臂屈、内收和旋内。

【**用力提肋助吸气，上肢固定提躯干**】

　　用力吸气时该肌可上提肋助吸气；在上肢固定时，该肌可引体向上。

71 胸大肌（2）

胸大胸前形如扇，内收旋内臂向前，
双手抓杠作引体，用力吸气它助战。

释义：

此歌诀简要描述了胸大肌的位置和功能（图
Ⅰ-34）。

【胸大胸前形如扇】

胸大肌位于胸廓前壁，呈扇形。

【内收旋内臂向前】

胸大肌的作用可使臂内收、旋内和前屈。

【双手抓杠作引体】

"双手抓杠"即上肢固定可以"作引体"，即作
引体向上（上提躯干动作）。

【用力吸气它助战】

胸大肌可以提肋助吸气，故用力深吸气时将参
与活动。

72 膈

膈位胸腹间，形似倒置碗，
外周肌性部，央部中心腱。
膈为呼吸肌，收缩穹降吸，
松弛穹隆升，腔缩助呼气。
膈上三裂孔，胸八见腔静，
胸十食管通，十二邻主动。

释义：

膈位于胸腹腔之间，是向上膨隆呈穹隆状的扁平阔肌。膈的收缩与松弛可以改变胸腔的容积，故此作为主要的呼吸肌。此歌诀分三段，分别描述了膈的位置形态、作用和膈上的三个裂孔（图Ⅰ-36）。

【膈位胸腹间，形似倒置碗】

膈位于胸腔、腹腔之间，其肌束起自胸廓下口的周缘和**腰椎**前面。膈形似一倒置的大碗，向上膨隆。

【外周肌性部，央部中心腱】

膈为穹隆状扁平阔肌，外周部分为肌性部，中

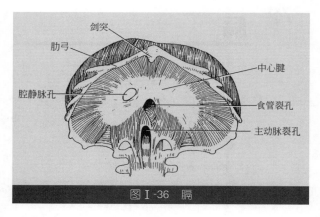

图Ⅰ-36 膈

央部分为腱膜，称**中心腱**。

【膈为呼吸肌，收缩穹降吸】

膈作为胸腔的底（也是腹腔的顶），是主要的呼吸肌（同时具有增加腹压协助排便等作用）。膈"收缩"时，"穹降吸"即膈穹隆下降（此时胸腔容积扩大），以助吸气。

【松弛穹隆升，腔缩助呼气】

膈"松弛"时，膈穹隆上升恢复原位；"腔缩"即胸腔容积缩小，以助呼气。

【膈上三裂孔，胸八见腔静】

膈上有 3 个裂孔，借以通过下腔静脉、食管和主动脉等，使胸腔、腹腔得以沟通。约平对第 8 胸椎水平有**腔静脉孔**。

【胸十食管通，十二邻主动】

约平对第 10 胸椎水平处 "食管通"，即有**食管裂孔**。在第 12 胸椎前方（左右膈脚与脊柱之间）"邻主动" 即有**主动脉裂孔**。

73 腹肌前外侧群

外肌插兜内如扇，最内腹横似带缠，
三扁腱膜汇成鞘，内藏直肌位腹前。

释义：

　　腹肌的腹前外侧群包括**腹直肌**、**腹外斜肌**、**腹内斜肌**和**腹横肌**。此歌诀描述了诸肌的大体位置、肌束方向（图Ⅰ-37）。

【外肌插兜内如扇，最内腹横似带缠】

　　"外肌插兜"指腹外斜肌肌束的方向由外上方斜向前内下方，如同手指在腹部斜插兜的方向。"内如扇"指腹内斜肌的肌束如手持折扇，呈扇形放散状，朝前内上方。"最内腹横"指位于腹内斜肌深方的腹横肌肌束横行，似腰带缠系的水平方向。

【三扁腱膜汇成鞘，内藏直肌位腹前】

　　腹外斜肌、腹内斜肌和腹横肌均为宽阔扁肌，"三扁"指三肌腱膜在腹前部汇成腹直肌鞘，包裹腹直肌。

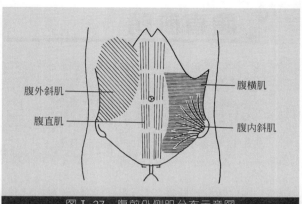

图 I-37 腹前外侧肌分布示意图

74 腹直肌鞘

> 腹直肌鞘前后层，腹壁三肌腱形成，
> 前层腹外和腹内，后层腹内和腹横，
> 下部后层鞘缺如，可见游离缘似弓，
> 此处定名弓状线，脐下四五作投影。

释义：

　　腹直肌鞘是包裹腹直肌的结缔组织鞘状结构，由腹外侧壁三层阔肌的腱膜形成。此歌诀描述了腹直肌鞘的形成和结构特点。

【腹直肌鞘前后层，腹壁三肌腱形成】

　　腹直肌鞘分为前后两层，分别由腹外侧壁三层阔肌的腱膜向内延续形成。

【前层腹外和腹内，后层腹内和腹横】

　　腹直肌鞘前层由"腹外"（即**腹外斜肌**腱膜）与"腹内"（即**腹内斜肌**腱膜的前层）愈合形成；腹直肌鞘后层由"腹内"（即腹内斜肌腱膜后层）与**腹横肌**腱膜愈合形成。

【下部后层鞘缺如】

腹直肌"下部"的腹直肌鞘前层完整，而"后层鞘缺如"。

【可见游离缘似弓，此处定名弓状线，脐下四五作投影】

在脐下 4～5cm 处腹直肌鞘后层呈现一弓形的游离缘，称**弓状线**（或**半环线**）。在弓状线以下腹直肌鞘缺少后层。

75 腹股沟韧带

股沟韧带何处接，髂前上棘耻结节，
腱膜增厚略卷曲，属于腹肌腹外斜。

释义：

　　腹股沟韧带是腹前外侧壁下方重要的腱性标志。此歌诀描述了腹股沟韧带的位置和构成（图Ⅰ-34）。

【股沟韧带何处接，髂前上棘耻结节】

　　"股沟韧带"即腹股沟韧带位于何处？它连接于"**髂前上棘**"至"**耻结节**"（即耻骨结节）之间。

【腱膜增厚略卷曲，属于腹肌腹外斜】

　　腹股沟韧带是由"**腹外斜**"（即腹外斜肌）腱膜的下缘卷曲增厚连于**髂前上棘**至**耻骨结节**之间形成。

76 腹股沟管

股沟韧带内侧半，其上 1.5 有条管，
长约四至五厘米，外内两口浅深环，
浅环耻节外上方，深环韧带寻中点，
男性管内有精索，女性韧带子宫圆。

释义：

　　腹股沟管位于腹前外侧下部，是男性精索或女性子宫圆韧带所通过的一条肌和腱之间的裂隙。此歌诀简要描述了腹股沟管的位置，内口、外口和管内通过的结构。

【股沟韧带内侧半，其上 1.5 有条管】

　　腹股沟管位于"股沟韧带"（即腹股沟韧带）内侧半上方约 1.5cm 处。

【长约四至五厘米，外内两口浅深环】

　　腹股沟管长约 4～5cm，有外、内两个口，外口称**浅环**（皮下环），内口称**深环**（腹环）。

【浅环耻节外上方，深环韧带寻中点】

　　浅环位于"耻节"（即耻骨结节）外上方，深环位于**腹股沟韧带**中点稍上方。

【男性管内有精索，女性韧带子宫圆】

腹股沟管内的结构男女有别：在男性为**精索**，在女性为**子宫圆韧带**。

77　海氏三角

> 直肌外缘沟韧带，壁下动脉三角海，
> 此区薄弱疝易来。

释义：

　　海氏三角（Hesselbach）又名**腹股沟三角**，位于腹前壁下部，是**腹直肌外侧缘**、**腹股沟韧带**和**腹壁下动脉**围成的三角形区域。此处是腹壁下部的薄弱区，腹股沟直疝易在此发生。此歌诀简要概括了海氏三角的位置及临床意义。

【直肌外缘沟韧带】

　　"直肌外缘"即腹直肌外侧缘，"沟韧带"即腹股沟韧带。

【壁下动脉三角海】

　　"壁下动脉"即腹壁下动脉；"三角海"即指海氏三角。

【此区薄弱疝易来】

　　海氏三角是腹壁下部的薄弱区，临床上是腹股沟直疝易发生的部位。

78 咀嚼肌

> 颞咬翼内提下颌，翼外张口头出窝。
> 一侧内外肌收缩，下颌对移作研磨。

释义：

　　咀嚼肌位于颞下颌关节的周围，包括**颞肌**、**咬肌**、**翼内肌**和**翼外肌**。此歌诀结合功能简捷表述了四对咀嚼肌。

【颞咬翼内提下颌】

　　"颞""咬"和"翼内"即颞肌、咬肌和翼内肌，其作用可上提下颌骨，使牙咬合。

【翼外张口头出窝】

　　"翼外"即翼外肌，该肌两侧同时收缩可拉下颌**关节盘**连同**下颌头**向前至**关节结节**下方，在此喻为"头出窝"，其作用为协助"张口"。

【一侧内外肌收缩，下颌对移作研磨】

　　一侧翼内肌和翼外肌同时收缩可使"下颌对移"，即下颌骨向对侧移动（若两侧交替收缩，则形成下颌骨两侧运动的咀嚼研磨）。

79 肩带肌

> 三角冈上展，冈下小外旋，
> 大圆肩胛下，旋内又收肩。

释义：

　　肩带肌又称上肢带肌，位于肩关节周围，包括三角肌、冈上肌、冈下肌、小圆肌、大圆肌和肩胛下肌。这些肌均起于上肢带骨，止于肱骨，其作用为运动肩关节及增强肩关节的稳固性。此歌诀概括了以上诸肌的名称和主要功能。

【三角冈上展】

　　"三角"和"冈上"即**三角肌**和**冈上肌**，其功能主要使肩关节外展。

【冈下小外旋】

　　"冈下"和"小"即**冈下肌**和**小圆肌**，其功能使肩关节旋外。

【大圆肩胛下，旋内又收肩】

　　"大圆"和"肩胛下"即**大圆肌**和**肩胛下肌**，其功能使肩关节旋内及内收。

80 三角肌（1）

锁骨外段冈肩峰，肱骨体外 V 粗隆，
外展屈伸旋内外，肌注圆隆三角形。

释义：

　　三角肌位于肩部，呈三角形，从前、外、后三面包围肩关节。此歌诀描述了三角肌的起止点和主要功能（图Ⅰ-33、图Ⅰ-34）。

【锁骨外段冈肩峰，肱骨体外 V 粗隆】

　　三角肌起于"**锁骨外段**"（即锁骨外侧段）、"**冈肩峰**"（即**肩胛冈**和**肩峰**），止于肱骨体外侧面"**V 粗隆**"（即呈 V 字形的**三角肌粗隆**）。

【外展屈伸旋内外】

　　三角肌的功能主要使肩关节外展，由于不同肌束的收缩还可使肩关节屈、旋内和伸、旋外。

【肌注圆隆三角形】

　　顾名思义，三角肌呈三角形笼罩肩部使肩部圆隆丰满，该肌也是临床肌内注射的部位之一。

81 三角肌（2）

三角三面包绕肩，旋内旋外屈伸展，
偶有一针皮肉苦，换来主人乐康健。

释义：

此歌诀简要描述了三角肌的位置和运动（图Ⅰ-33、图Ⅰ-34）。

【三角三面包绕肩】

三角肌位于肩部，其肌束从前、外、后三面包裹肩关节。

【旋内旋外屈伸展】

三角肌的作用可使肩关节旋内、旋外、前屈、后伸和外展。

三角肌是临床肌内注射常选择的部位之一。

82 肱二头肌

> 二头肌姓肱，臂前形圆隆，
> 长头起盂上，穿囊间沟中，
> 短头起喙突，同止桡粗隆，
> 屈肘和屈肩，前臂旋后功。

释义：

肱二头肌位于臂前部浅层，其肌腱跨过肩关节及肘关节，因起点有长、短两个头而得名。此歌诀描述了肱二头肌的位置，起止点和功能（图Ⅰ-34）。

【二头肌姓肱，臂前形圆隆】

在此借喻肱二头肌"姓肱"，位于臂前部，外形丰满圆隆。

【长头起盂上，穿囊间沟中】

"长头"（即长头腱）起于"盂上"（即肩胛骨**盂上结节**）。"穿囊"即穿行于关节囊内（经肱骨头上外方），再沿"间沟中"（即肱骨**结节间沟**）下行穿出关节囊。

【短头起喙突】

"短头"即短头腱，起于肩胛骨喙突。

【同止桡粗隆】

肱二头肌的止点为"桡粗隆"，即**桡骨粗隆**。

【屈肘和屈肩，前臂旋后功】

肱二头肌的作用主要为屈肘关节，协助屈肩关节。当前臂处于旋前位时，具有使其旋后的功能。

83　前臂肌前群

> 前臂前群九肌连，肱桡掌长两屈腕，
> 指浅指深拇长屈，旋前方圆分深浅。

释义：

前臂肌前群每侧有 9 块肌，配布于前臂的前面和内侧面。各肌的位置、作用与肌的名称密切相关，了解各肌的命名便不难掌握其位置和作用。此歌诀概括了前臂 9 块肌的名称。

【**肱桡掌长两屈腕**】

肱桡肌、掌长肌、"两屈腕"（即**桡侧腕屈肌**和**尺侧腕屈肌**）。

【**指浅指深拇长屈**】

指浅屈肌、指深屈肌和**拇长屈肌**。

【**旋前方圆分深浅**】

位于浅层的**旋前圆肌**和位于深层的**旋前方肌**。

84 前臂肌后群

桡侧腕伸有长短，尺侧腕伸压后旋，
二五指伸小示伸，拇长短伸拇长展。

释义：

前臂肌后群每侧有 10 块肌，可分为浅、深两层。此歌诀概括了各肌的名称。

【桡侧腕伸有长短】

桡侧腕长伸肌和桡侧腕短伸肌。

【尺侧腕伸压后旋】

尺侧腕伸肌和"压后旋"即位于其深方的**旋后肌**。

【二五指伸小示伸】

"指伸"即指伸肌，"小示伸"即**小指伸肌**和**示指伸肌**。"二五"表示指伸肌向下有 4 肌腱分别止于第 2～5 指。

【拇长短伸拇长展】

拇长伸肌、**拇短伸肌**和**拇长展肌**。

85 前臂屈肌腱体表标志

握拳臂前观三腱，中间掌长两屈腕。

释义：

在前臂诸多屈肌中，掌长肌、桡侧腕屈肌、尺侧腕屈肌的肌腱有明显的体表标志，学会观察有一定临床意义。

【握拳臂前观三腱】

握拳并作屈腕状，可在前臂前面的远侧段"观三腱"，即看到三根肌腱（瘦者较为明显）。

【中间掌长两屈腕】

"掌长"即**掌长肌**的肌腱，位于中间；"两屈腕"即**桡侧腕屈肌**和**尺侧腕屈肌**，此两肌的肌腱分别位于桡侧和尺侧。

86 手肌中间群

掌三收、背四展，蚓屈掌指伸指间。

释义：

手肌的中间群位于掌心，包括 4 块**蚓状肌**和 7 块**骨间肌**，其后者又分为 3 块骨间掌侧肌和 4 块骨间背侧肌。此歌诀主要描述了各肌的功能。

【掌三收、背四展】

骨间掌侧肌有 3 块，主要功能为指内收（即第 2 指、第 4 指、第 5 指向中指靠拢）。**骨间背侧肌**有 4 块，主要功能为指外展（即第 2 指、第 4 指、第 5 指向远离中指的方向动作）。

【蚓屈掌指伸指间】

"蚓"即蚓状肌，其作用为"屈掌指"和"伸指间"，即第 2～5 掌指关节屈和指间关节伸。

87 腋窝

> 顶底四壁话腋窝，顶见一肋肩胛锁，
> 底为皮肤和筋膜，四壁肌肉何其多，
> 前有胸大和胸小，后肩胛下大圆阔，
> 内邻上胸和前锯，外邻喙肱二头挫，
> 肱骨上端摩。

释义：

　　腋窝为臂上部内侧与胸外壁之间的锥体形腔隙，分为顶、底、前、后、内侧及外侧 4 个壁（腋窝有通往上肢的血管、神经、淋巴管及淋巴结、脂肪等）。此歌诀介绍了构成腋窝锥体形腔隙的结构和肌肉。

【顶底四壁话腋窝】

　　腋窝分为顶、底及前、后、内侧、外侧 4 个壁。

【顶见一肋肩胛锁】

　　"顶"指腋窝上口，"一肋"指第 1 肋（外缘），"肩胛"指肩胛骨（上缘），"锁"指锁骨（上缘），即腋窝的顶由第 1 肋外缘与肩胛骨和锁骨的上缘围成。

【底为皮肤和筋膜】

底由皮肤和筋膜构成。

【四壁肌肉何其多】

4 个壁由较多的肌肉围成。

【前有胸大和胸小】

前壁主要为胸大肌和胸小肌。

【后肩胛下大圆阔】

"肩胛下"指**肩胛下肌**，"大圆"指**大圆肌**，"阔"指**背阔肌**，即腋窝后壁为肩胛下肌、大圆肌和背阔肌。

【内邻上胸和前锯】

"上胸"指上胸部，"前锯"指**前锯肌**，即腋窝内侧壁为上胸部和前锯肌。

【外邻喙肱二头矬，肱骨上端摩】

"喙肱"指**喙肱肌**，"二头矬"指**肱二头肌**短头，即腋窝外侧壁主要为喙肱肌、肱二头肌短头和肱骨上端（"矬"在此借喻为短小；"摩"在此借喻为摩肩接踵，接触的意思）。

88 三边隙和四边隙

> 肱三长头两圆肌，臂内纵横留两隙，
> 内三边隙旋肩胛，外四旋肱后腋神去。
> 君若苦于记，不妨画一笔。

释义：

三边隙（三边孔）是由上方的小圆肌（或肩胛下肌）、下方的大圆肌和外侧的肱三头肌长头围成；四边隙（四边孔）由上方的小圆肌（或肩胛下肌）、下方的大圆肌和外侧的肱骨上端、内侧的肱三头肌长头围成。此歌诀介绍了三边隙和四边隙的构成及通过的主要结构（图Ⅰ-38）。

【肱三长头两圆肌，臂内纵横留两隙】

"肱三长头"指**肱三头肌长头**，"两圆肌"指**小圆肌**和**大圆肌**，"臂内"指**肱骨内侧**，"两隙"指**三边隙和四边隙**，即以上三块肌肉与肱骨内侧纵横交错形成了两个间隙。

【内三边隙旋肩胛，外四旋肱后腋神去】

"旋肩胛"指**旋肩胛动脉**，"外四"指外侧的四

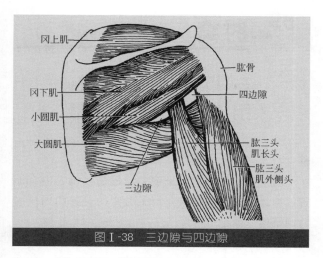

图 I-38 三边隙与四边隙

边隙，"旋肱后"指**旋肱后动脉**，"腋神"指**腋神经**，即内侧的三边隙有旋肩胛动脉通过，外侧的四边隙有旋肱后动脉和腋神经通过。

【君若苦于记，不妨画一笔】

当您对"两隙"记忆感到困难时，建议您顺手按附图画上一笔，便可一目了然。

89 肘窝

三角浅窝在肘前，内外上髁连上边，
外侧界为肱桡肌，内侧界找旋前圆。

释义：

肘窝为肘关节前面呈倒三角形的浅窝，内有血
管、神经通过。此歌诀介绍了肘窝的位置和围成肘
窝的结构（图Ⅰ-39）。

【三角浅窝在肘前】

肘窝为肘关节前面呈三角形的浅窝。

【内外上髁连上边】

"内外上髁"指肱骨内上髁和外上髁，"上边"
指上界，即肘窝的上界为肱骨内上髁与外上髁之间
连线。

【外侧界为肱桡肌，内侧界找旋前圆】

肘窝的外侧界为肱桡肌，内侧界为旋前圆肌。

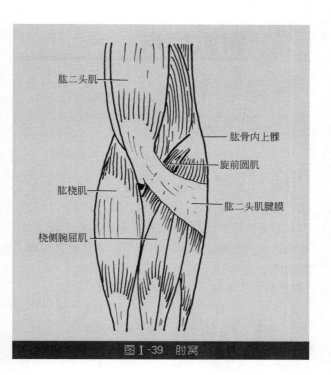

肱二头肌

肱骨内上髁

旋前圆肌

肱桡肌

肱二头肌腱膜

桡侧腕屈肌

图 I -39　肘窝

90 髋肌后群

> 髋后臀大中小梨，闭孔内外股方肌，
> 大伸旋外中小展，其他旋外动作一。

释义：

　　髋肌后群位于臀部，又称臀肌，主要包括臀大肌、臀中肌、臀小肌、梨状肌、闭孔内肌、闭孔外肌和股方肌等。这些肌位于髋关节的后方及上方。此歌诀由浅至深，从上向下介绍了诸肌的名称和主要功能。

【髋后臀大中小梨，闭孔内外股方肌】

　　臀肌位于髋关节后方，主要包括"臀大中小梨"，即**臀大肌**、**臀中肌**、**臀小肌**和**梨状肌**；"闭孔内外"和"股方肌"即**闭孔内肌**、**闭孔外肌**和**股方肌**。

【大伸旋外中小展，其他旋外动作一】

　　"大伸旋外"即臀大肌的功能可使髋关节后伸和旋外；"中小展"即臀中肌和臀小肌可使髋关节外展（部分肌束收缩也具旋内、旋外作用）；其他肌均有使髋关节旋外的作用。

91 股四头肌 （1）

股四头肌在股前，四个起点一止点，
股直起于髂前下，另三起于股骨干，
三肌各自有学名，股内股外股中间，
一个止点胫粗隆，功能伸膝和屈髋。

释义：

　　股四头肌位于大腿前方，因起点有 4 个头故名股四头肌。按股四头肌 4 个起点的不同，分别称**股直肌、股内侧肌、股外侧肌**和**股中间肌**。此歌诀描述了股四头肌的起点、止点和功能（图Ⅰ-34）。

【股直起于髂前下】

　　"股直"即股直肌，其起点为**髂前下棘**。

【另三起于股骨干】

　　另三个头均起于股骨干（股内侧肌、股外侧肌起于股骨体后面的**股骨粗线**，股中间肌起于股骨体前面）。

【三肌各自有学名，股内股外股中间】

　　另三头形成三肌位于股骨体内侧、外侧和前

方，分别命名为股内侧肌、股外侧肌和股中间肌。

【一个止点胫粗隆，功能伸膝和屈髋】

股四头肌的止点为"胫粗隆"即**胫骨粗隆**，该肌的功能为伸膝关节和屈髋关节。

92 股四头肌（2）

四头股前包髌腱，踢球伸膝又屈髋。

释义：

此歌诀简要描述了股四头肌的位置和运动（图
Ⅰ-34）。

【四头股前包髌腱】

"四头"即**股四头肌**，位于"股前"，即大腿的
前面；"包髌腱"即有一向下包绕髌骨的肌腱（延
为髌韧带）。

【踢球伸膝又屈髋】

股四头肌的作用效果犹如运动员"踢球"，比
喻能伸膝关节和屈髋关节。

93　缝匠肌

> 股前斜位扁带状，髂前上棘胫内上，
> 股三角之外下界，双屈坐姿像鞋匠。

释义：

　　缝匠肌形如扁带状，斜位于大腿前面。此歌诀描述了缝匠肌的位置、形态、起止点和功能（图Ⅰ-34）。

【髂前上棘胫内上】

　　缝匠肌起于**髂前上棘**，止于"胫内上"即**胫骨**上端内侧。

【股三角之外下界】

　　缝匠肌构成**股三角**的外下界。

【双屈坐姿像鞋匠】

　　缝匠肌的功能为"双屈"，即屈**髋关节**和屈膝关节（并可使已屈的膝关节旋内），姿势犹如修鞋匠作艺时的腿姿，故此得名缝匠肌。

94　大腿肌内侧群

内收肌有五，耻长短大股。

释义：

　　大腿肌内侧群每侧有 5 块肌，其功能主要为内收大腿，故又称股内收肌。此歌诀简洁表述了诸肌的名称。

【内收肌有五】

　　大腿内收肌，每侧有 5 块。

【耻长短大股】

　　5 块肌的名称为**耻骨肌**、**长收肌**、**短收肌**、**大收肌**和**股薄肌**。

95 大腿肌后群

股后肌有三，二头和二半，
坐骨结节起，止点分两边，
二头分长短，短头起粗线，
二头止腓头，二半胫上端，
屈膝又伸髋，各带外内旋。

释义:

　　大腿肌后群又称股后肌，每侧有 3 块，即外侧的股二头肌和内侧的半腱肌、半膜肌。此歌诀描述了股后三肌的起点、止点和功能（图Ⅰ-33）。

【股后肌有三，二头和二半】

　　股后 3 块肌的名称为"二头"（即股二头肌）和"二半"（即半腱肌、半膜肌）。

【坐骨结节起，止点分两边】

　　股二头肌长头、半腱肌、半膜肌均起于坐骨结节，而止点"分两边"，即分别位于小腿上端两侧。

【二头分长短，短头起粗线】

　　股二头肌的起点有两处，其长头在坐骨结节

（如前所述），短头起于"粗线"，即**股骨粗线**（股骨体后面的纵行骨嵴）。

【二头止腓头，二半胫上端】

　　"二头"即股二头肌下端的两个头合并止于"腓头"（即小腿外侧**腓骨头**）；"二半"即半腱肌和半膜肌，二肌同止于"胫上端"，即半腱肌止于胫骨上端内侧，半膜肌止于胫骨内侧髁的后面。

【屈膝又伸髋，各带外内旋】

　　股后三肌的作用为屈膝关节和伸髋关节，此外股二头肌兼使小腿旋外；半腱肌、半膜肌有使小腿旋内的作用。

96 小腿肌前群

> 伸踝胫外三肌邻，胫前跗长趾长伸，
> 胫骨前肌足内翻，其他作用名中寻。

释义:

小腿肌前群位于小腿前面胫骨外侧，由内向外排列有 3 块肌，即**胫骨前肌**、**跗长伸肌**和**趾长伸肌**。这些肌均有伸踝关节（足背屈）的作用。此歌诀描述了以上三肌的位置和功能。

【伸踝胫外三肌邻，胫前跗长趾长伸】

"三肌邻"即胫骨前肌、跗长伸肌和趾长伸肌，位于"胫外"，即小腿胫骨外侧，均具有"伸踝"关节（足背屈）的作用。

【胫骨前肌足内翻】

胫骨前肌除可伸踝关节外，尚具有使足内翻的作用。

【其他作用名中寻】

跗长伸肌和趾长伸肌的其他作用可循其命名，即跗长伸肌可伸跗趾，趾长伸肌可伸第 2～5 趾。

97　小腿肌外侧群

> 腓骨长短腓外起，腱绕外踝后分离，
> 短止第五跖粗隆，长寻内楔一跖底，
> 拉足外翻和跖屈。

释义:

　　小腿肌外侧群每侧有两块，即**腓骨长肌**和**腓骨短肌**。此歌诀描述了以上二肌的位置、起止点和功能。

【腓骨长短腓外起，腱绕外踝后分离】

　　腓骨长肌和腓骨短肌"腓外起"，即均起于腓骨外侧面；二肌的长肌腱"绕外踝"，即向下经**外踝**后面转向前，"后分离"即在跟骨外侧分开。

【短止第五跖粗隆，长寻内楔一跖底】

　　腓骨短肌止于**第 5 跖骨粗隆**，"长寻"寓意腓骨长肌腱绕足底，止于"内楔""一跖底"，即**内侧楔骨**和**第 1 跖骨底**。

【拉足外翻和跖屈】

　　功能是使足外翻和足跖屈。

98 小腿肌后群

腓肠比目起三头，跟腱粗大当为首，

深层四块上为腘，趾踇长屈夹胫后。

释义：

　　小腿肌后群分浅深两层，浅层是**小腿三头肌**，深层有**腘肌、趾长屈肌、踇长屈肌**和**胫骨后肌**四块。此歌诀描述了以上各肌的大体位置。

【腓肠比目起三头，跟腱粗大当为首】

　　小腿三头肌由**腓肠肌**和**比目鱼肌**组成，其前者起点有两个头，后者起点有一个头，故称小腿三头肌。小腿三头肌的下部止点腱为人体最粗大的肌腱——跟腱。

【深层四块上为腘，趾踇长屈夹胫后】

　　深层有四块肌，"上为腘"即上部有一块斜位于腘窝底，称腘肌；下部有"趾踇长屈"（即趾长屈肌、踇长屈肌）和"夹""胫后"（即位于以上二肌之间的胫骨后肌）。

99 梨状肌上孔和梨状肌下孔

> 骶前到大转，作用旋外髋，
> 大孔一变二，只因梨肌贯，
> 梨肌上下孔，血管神经穿，
> 此景何处观？翻开臀大看。

释义：

　　梨状肌位于臀大肌深处，臀中肌下方，该肌把坐骨大孔分为上、下两部分，称梨状肌上孔和梨状肌下孔。此歌诀介绍了梨状肌的起止、作用及梨状肌上孔、下孔的形成（图 V-10）。

【骶前到大转】

　　指梨状肌起于**骶骨**前面（和外侧部，肌束向外经坐骨大孔出骨盆），止于**股骨大转子**。

【作用旋外髋】

　　梨状肌的作用是使髋关节旋外。

【大孔一变二，只因梨肌贯】

　　"大孔"指**坐骨大孔**，"梨肌"指梨状肌，即梨状肌穿经坐骨大孔，其上缘、下缘与坐骨大孔之间分别形成**梨状肌上孔**和**梨状肌下孔**。

【梨肌上下孔，血管神经穿】

指梨状肌上孔、下孔有血管、神经通过（梨状肌上孔有臀上血管、神经出入骨盆，梨状肌下孔有**坐骨神经**、臀下血管和神经、阴部血管和神经出入骨盆）。

【此景何处观，翻开臀大看】

以上结构可在标本解剖时，将臀大肌翻起清晰可见，比喻梨状肌在**臀大肌**深处。

100 股三角

> 股前倒置三角形，股沟韧带长收缝，
> 由内向外见四股，股管静动股神经。

释义：

股三角位于股前上部，是一底朝上，尖朝下的三角形区域。此歌诀描述了股三角的位置、构成和主要结构特点。

【股前倒置三角形】

股三角位于股前上部，呈倒置三角形。

【股沟韧带长收缝】

股三角的上界为"股沟韧带"，即腹股沟韧带；"长收"和"缝"即内侧界为长收肌内侧缘，外侧界为缝匠肌内侧缘。

【由内向外见四股，股管静动股神经】

股三角的内容"见四股"，即由内向外为股管、股静脉、股动脉和股神经等。

101 股管

> 股管上口叫股环，邻股静脉内侧缘，
> 长约 1.5 厘米，形似漏斗下盲端，
> 环口朝向腹膜腔，内脏脱出称股疝。

释义：

股管是股静脉内侧的一个漏斗状腔隙，为股三角内的重要结构。此歌诀描述了股管的大体位置和形态特点。

【股管上口叫股环，邻股静脉内侧缘】

股管位于股三角，位于股静脉内侧，其上口称**股环**。

【长约 1.5 厘米，形似漏斗下盲端】

股管长约 1.5cm，该管为一漏斗状腔隙，下端是盲端。

【环口朝向腹膜腔，内脏脱出称股疝】

股环与腹膜腔之间仅隔着很薄的腹横筋膜和腹膜，若腹内脏器顶着腹膜坠入股管即称股疝。

102 腘窝

> 膝后呈菱形，周边肌围拢，
> 上内二半来，上外二头迎，
> 下界两边谁？腓肠独自成。

释义：

　　腘窝为膝关节后面呈菱形的凹窝，内有血管、神经等通过。此歌诀介绍了腘窝的位置和参与围成腘窝的肌肉（图Ⅰ-40）。

【膝后呈菱形，周边肌围拢】

　　腘窝位于膝关节的后面，呈菱形，四边由肌肉围成。

【上内二半来】

　　"上内"指上内界，"二半"指**半腱肌**和**半膜肌**，即腘窝的上内界为半腱肌和半膜肌。

【上外二头迎】

　　"上外"指上外界，"二头"指**股二头肌**，即腘窝的上外界为股二头肌。

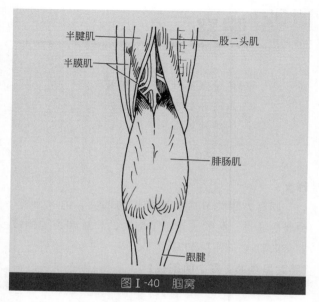

半腱肌　　　　　　　　　　　股二头肌

半膜肌

腓肠肌

跟腱

图Ⅰ-40　腘窝

【下界两边谁？腓肠独自成】

"腓肠"指**腓肠肌**，即腘窝下界的两个边，均为腓肠肌（内侧头和外侧头）。

第二部分

内脏学

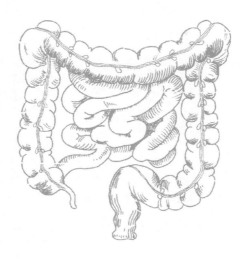

103 腹部分区九分法

腹部四笔写个井，肋下髂结节上下横，
两竖落笔在何处？垂过股沟韧带中。
左右季肋腰和髂，腹上腹下脐区正。

释义：

为便于临床诊断检查工作，通常在腹部体表用两条横线和两条纵线将其划分为 9 区即：腹上区、左季肋区、右季肋区、脐区、左腹外侧区（左腰区）、右腹外侧区（右腰区）、腹下区、左腹股沟区（左髂区）、右腹股沟区（右髂区）。此歌诀以"井"字比喻两条横线和两条纵线，并介绍了所作线的体表位置和 9 区名称（图Ⅱ-1）。

【腹部四笔写个井】

"井"字寓意为腹部分区所作的两条横线和两条纵线。

【肋下髂结节上下横】

"肋下"指肋弓最低点，"髂结节"是髂骨重要

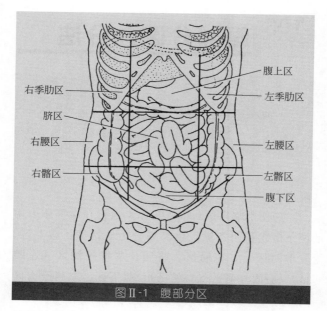

右季肋区

脐区

右腰区

右髂区

腹上区

左季肋区

左腰区

左髂区

腹下区

图Ⅱ-1　腹部分区

的骨性标志，"上下横"指上横线和下横线，即由两侧**肋弓**最低点连线为上横线，由两侧**髂结节**连线为下横线。

【两竖落笔在何处?】

试问两条纵线作于体表何处?

【垂过股沟韧带中】

"股沟韧带"指腹**股沟韧带**，即两条纵线为通过腹股沟韧带中点所作的垂线。

【左右季肋腰和髂】

"左右季肋"指左季肋区、右季肋区，"腰"指左腰区、右腰区，"髂"指左髂区、右髂区。

【腹上腹下脐区正】

"腹上"指腹上区，"腹下"指腹下区，"脐区正"指脐区位于脐周围，9 区的正中部分。

104 咽峡

> 口腔后部看咽峡，腭垂舌根居上下，
> 两侧连接腭舌弓，口咽分界当属它。

释义：

　　咽峡又名口咽峡，是口腔与咽的分界。此歌诀描述了咽峡的构成（图Ⅱ-2）。

【腭垂舌根居上下，两侧连接腭舌弓】

　　咽峡的构成包括上方的"**腭垂**"（含腭帆后缘）、下方的"**舌根**"及两侧的"**腭舌弓**"。

【口咽分界当属它】

　　咽峡是"**口咽分界**"，即**口腔**与**咽**的分界处。若面对镜子，张开口就可以看到自己的咽峡。

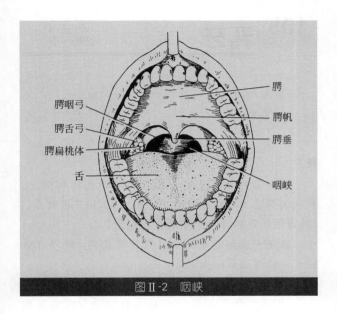

图 II-2 咽峡

105 乳牙

乳牙始萌六月娃，六岁渐脱换新牙，

切尖磨牙二、一、二，乳牙二十记罗马。

释义：

人一生中先后发生两套牙齿，即乳牙和恒牙。此歌诀描述了乳牙的萌发、形态、牙式的主要特点。

【乳牙始萌六月娃，六岁渐脱换新牙】

乳牙一般在婴儿 6 个月时开始萌出，6 岁开始脱落，并逐渐更换为恒牙。

【切尖磨牙二、一、二】

"切尖磨牙"指乳牙可分为**乳切牙**、**乳尖牙**和**乳磨牙**。临床记录牙的位置常以患者的方位为准，用"——┼——"记号划分四区来表示上颌和下颌左侧、右侧的牙位，"二、一、二"指每一区有乳切牙 2 个、乳尖牙 1 个和乳磨牙 2 个。

【乳牙二十记罗马】

乳牙共有 20 个，临床记录乳牙以罗马数字（I～V）表示。

106 恒牙

> 恒牙出全三二颗，多二前磨多一磨，
> 青春二八迟牙到，记录牙式阿拉伯。

释义：

此歌诀简要描述了恒牙数目、牙式及与乳牙相比的主要特点。

【恒牙出全三二颗】

恒牙共有 32 个。

【多二前磨多一磨】

与乳牙相比，每一区（上颌或下颌的每一侧）的恒牙数目比乳牙多 2 个**前磨牙**及多 1 个**磨牙**。

【青春二八迟牙到，记录牙式阿拉伯】

第 3 磨牙萌出最迟，称迟牙，萌出时间可迟至 28 岁或更晚（也有终生不出者）。临床记录恒牙以阿拉伯数字（1～8）表示。

107 牙的构造

> 牙质位于牙腔周，根外骨质冠外釉，
> 神血结缔髓腔内，牙根管外有源头。

释义：

牙的构造包括**牙质**、**牙骨质**、**釉质**和内部的**髓腔**及**牙髓**等。此歌诀概括了各结构的名称和大体位置（图Ⅱ-3）。

【牙质位于牙腔周】

"牙质"是牙的主体，位于牙腔（或称髓腔）的周围。

【根外骨质冠外釉】

在牙根部（包括牙颈）的表层为"骨质"，即牙骨质；"冠外釉"即在牙冠表面的釉质。

【神血结缔髓腔内，牙根管外有源头】

牙腔内含有牙髓，由"神""血"和"结缔"构成，即由神经、血管和结缔组织构成。牙腔内的神经、血管经**牙根管**和牙根尖孔与邻近的神经和血管相连，在此喻为"有源头"。

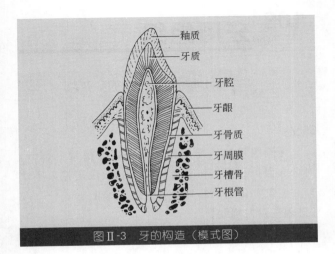

釉质
牙质
牙腔
牙龈
牙骨质
牙周膜
牙槽骨
牙根管

图Ⅱ-3　牙的构造（模式图）

108 牙周组织

牙周三汉力相助，周膜牙龈牙槽骨。

释义：

牙周组织包括**牙周膜**、**牙龈**和**牙槽骨**三部分，对牙起保护、固定和支持作用。此歌诀用拟人手法以"三汉"比喻三部分牙周组织（图Ⅱ-3）。

【牙周三汉力相助】

"牙周"即牙周组织，它犹如"三汉"一样对牙有保护、支持和固定作用。

【周膜牙龈牙槽骨】

牙周组织包括"周膜"（即牙周膜）、牙龈和牙槽骨三部分。

109 舌乳头

丝白菌红叶两缘，轮廓列队界沟前，
丝布舌背一般感，味蕾菌叶轮廓含。

释义：

舌背黏膜有许多小突起，统称**舌乳头**。按其形态和功能可分为四种，即**丝状乳头**、**菌状乳头**、**叶状乳头**和**轮廓乳头**。此歌诀介绍了四种舌乳头的大体分布和功能（图Ⅱ-4）。

【丝白菌红叶两缘，轮廓列队界沟前】

"丝白"即丝状乳头最小，呈白色。"菌红"即菌状乳头呈红色（分布于舌背）。"叶两缘"即叶状乳头呈叶片状，位于舌两侧缘。"轮廓"即轮廓乳头，排列于**界沟**的前方。

【丝布舌背一般感，味蕾菌叶轮廓含】

丝状乳头分布于舌背（无味蕾），只接受一般感觉。"味蕾"是味觉感受器，含于菌状乳头、叶状乳头和轮廓乳头中。

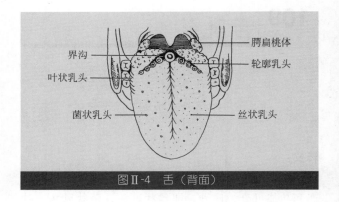

图Ⅱ-4　舌（背面）

110 味蕾

先甜后苦两边酸，咸味舌尖邻舌缘。

释义：

味蕾是卵圆形小体，主要位于**菌状乳头**、**轮廓乳头**和**丝状乳头**的上皮内，属于味觉**感受器**，具有感受酸、甜、苦、咸等味觉的功能。舌不同部位的味蕾敏感于不同的味觉。此歌诀介绍了舌的不同部位感受味觉的差异。

【先甜后苦两边酸】

"先甜"即舌尖感受甜味，"后苦"即舌后部轮廓乳头感受苦味，"两边酸"即舌的侧面感受酸味。

【咸味舌尖邻舌缘】

咸味主要由舌尖邻近舌缘的味蕾感受。

111 舌肌

> 内肌收缩舌变形，上纵下纵夹垂横，
> 外肌强力颏舌肌，颏棘后散如扇形，
> 两侧收缩舌前伸，单收舌尖对侧迎。

释义：

　　舌肌为骨骼肌，分**舌内肌**和**舌外肌**两种。此歌诀介绍了舌内肌的纤维分布，以及舌外肌中之颏舌肌的位置和功能（图Ⅱ-5）。

【内肌收缩舌变形，上纵下纵夹垂横】

　　"内肌"指舌内肌，包括上纵肌、下纵肌、垂直肌和横肌，收缩时可改变舌的形态。

【外肌强力颏舌肌，颏棘后散如扇形】

　　"外肌"指强而有力的**颏舌肌**，起于下颌骨体后面的**颏棘**，肌纤维呈扇形向后上方分散。

【两侧收缩舌前伸，单收舌尖对侧迎】

　　两侧颏舌肌同时收缩，舌向前下方（即伸舌），"单收"指单侧收缩时，舌尖伸向对侧（若一侧颏舌肌瘫痪，患者伸舌时，舌尖偏向瘫痪侧）。

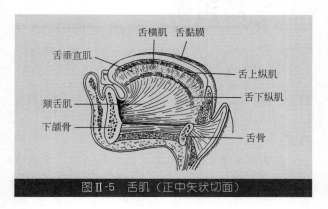

图Ⅱ-5　舌肌（正中矢状切面）

112 颏舌肌

颏舌肌，起颏棘，纤维辐射入舌底，

双侧收缩可伸舌，单侧舌尖对侧移。

释义：

颏舌肌是主要的舌外肌，左右各一块。此歌诀描述了颏舌肌的起点、止点、功能和瘫痪时的临床表现（图Ⅱ-5、图Ⅱ-7）。

【颏舌肌，起颏棘，纤维辐射入舌底】

颏舌肌起于下颌骨体内面的**颏棘**，肌束向后上呈扇形进入舌内，止于舌正中线两侧。

【双侧收缩可伸舌，单侧舌尖对侧移】

两侧颏舌肌同时收缩时拉舌尖向前下，即伸舌；单侧收缩时舌尖伸向对侧。如一侧颏舌肌瘫痪，伸舌时舌尖偏向瘫痪侧。

113 三对口腔腺开口

> 腮腺颊涌出，颌下腺出阜，
> 舌下大小管，阜襞泌两处。

释义：

　　口腔腺又称**唾液腺**，可分大、小两种。此歌诀描述了三对大唾液腺即**腮腺**、**下颌下腺**和**舌下腺**在口腔的开口处（图Ⅱ-6）。

【腮腺颊涌出】

　　腮腺开口于口腔（上颌第 2 磨牙对应处）颊黏膜。

【颌下腺出阜】

　　下颌下腺"出阜"，即开口于舌下阜。

【舌下大小管，阜襞泌两处】

　　舌下腺开口有"阜襞"两处，其中舌下腺大管开口于**舌下阜**，舌下腺小管开口于**舌下襞**。

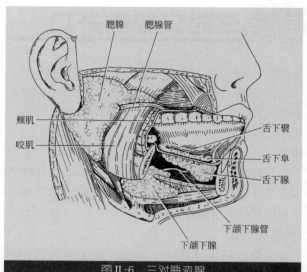

图Ⅱ-6　三对唾液腺

114 腮腺

> 形似三角耳前下，导管跨咬又穿颊，
> 投影弓下一横指，寻口上颌二磨牙。

释义：

　　腮腺是最大的一对口腔腺，位于耳郭前下方，也有耳下腺之称。此歌诀描述了腮腺的位置、腮腺导管的走行和开口（图Ⅱ-6）。

【形似三角耳前下】

　　腮腺的形态为不规则的三角形，位于耳郭的前下方。

【导管跨咬又穿颊，投影弓下一横指】

　　腮腺管自腮腺前缘发出，在**颧弓**下方一横指处前行，"跨咬"即横过**咬肌**表面，向内"穿颊"即再穿过**颊肌**开口。

【寻口上颌二磨牙】

　　腮腺管的开口位于平对上颌第二磨牙的颊黏膜处。

115 咽

上宽下窄顶颅底，全长十二食管续，
前壁通向鼻口喉，咽鼓管口在侧壁。

释义：

咽是一前后略扁的漏斗形肌性管道，位于**鼻腔、口腔**和**喉腔**的后方，是消化道与呼吸道的共同通道。此歌诀描述了咽的形态、位置和与其他器官的通连关系（图Ⅱ-7）。

【上宽下窄顶颅底，全长十二食管续】

咽的形态为上宽下窄，上起颅底，向下移行为**食管**。"全长十二"即咽长度约 12cm。

【前壁通向鼻口喉】

口腔的前壁不完整，"通向鼻口喉"即从上向下分别与鼻腔、口腔和喉腔相通。

【咽鼓管口在侧壁】

"咽鼓管口"即在鼻咽两侧壁各有一咽鼓管开口，称**咽鼓管咽口**（由此口经咽鼓管通中耳鼓室）。

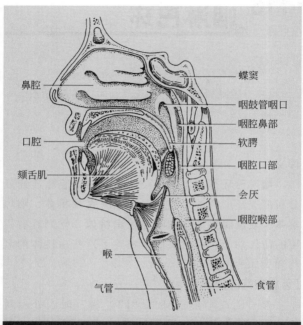

鼻腔

口腔

颏舌肌

喉

气管

蝶窦

咽鼓管咽口

咽腔鼻部

软腭

咽腔口部

会厌

咽腔喉部

食管

图Ⅱ-7 鼻腔、口腔、咽和喉的正中矢状切面

116 咽淋巴环

> 舌腭咽咽四处扁，围成淋巴环，
> 舌扁舌根上，腭扁两弓间，
> 另两咽顶咽鼓管，防御在前沿。

释义：

咽淋巴环是指位于口腔、鼻腔与咽腔相连通处分布似成环形的淋巴组织，包括有**舌扁桃体**、**咽扁桃体**、**双侧腭扁桃体**和**咽鼓管扁桃体**，它们具有重要的防御功能。此歌诀概括描述了这些扁桃体的名称和大体的位置。

【舌腭咽咽四处扁】

参与围成咽淋巴环的"四处扁"即四处扁桃体，歌诀缩简称为"舌腭咽咽"，即舌扁桃体、腭扁桃体、咽扁桃体和咽鼓管扁桃体。

【舌扁舌根上】

舌扁桃体位于舌根黏膜内。

【腭扁两弓间】

腭扁桃体位于"两弓间"，即腭舌弓、腭咽弓之间。

【另两咽顶咽鼓管】

"另两"指咽扁桃体和咽鼓管扁桃体,两者分别位于"咽顶"和"咽鼓管"处,即位于咽顶部和咽鼓管口附近。

117 食管的长度和分部

> 食管全长二十五，行程三部颈胸腹，
> 咽起颈六贲十一，胸一胸十分三部。

释义：

　　食管是狭长的肌性管状器官，行经颈部、胸部和腹部三段。此歌诀大体描述了食管的长度、行程和分部（图Ⅱ-8）。

【食管全长二十五，行程三部颈胸腹】

　　食管全长约 25cm，依其行程可分为颈部、胸部、腹部三段。

【咽起颈六贲十一】

　　"咽起颈六"即食管上端在**第 6 颈椎体**下缘平面与咽相续，"贲十一"即食管下端在**第 11 胸椎体**平面连于胃的**贲门**。

【胸一胸十分三部】

　　食管全长分三部，划分的大体的位置在"胸一"和"胸十"，即第 1 胸椎体的水平和第 10 胸椎体的水平。

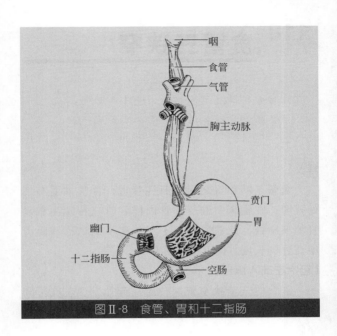

咽

食管

气管

胸主动脉

贲门

胃

幽门

十二指肠

空肠

图Ⅱ-8　食管、胃和十二指肠

118 食管三狭窄

> 食管狭窄有三处，起始左支入膈部，
> 各距切牙有多远？一五、二五又一五。

释义：

　　食管是咽和胃之间的肌性管道。食管主要有三处狭窄。在临床中进行食管内插管时应特别注意食管的狭窄处。此歌诀介绍了三处狭窄的名称和距离中切牙的长度（图Ⅱ-8、图Ⅱ-9）。

【起始左支入膈部】

　　食管的三个狭窄依次位于"起始""左支"和"入膈"，即食管的起始部、与**左主支气管**交叉处和穿膈处。

【各距切牙有多远？一五、二五又一五】

　　三狭窄距离**中切牙**的长度分别为"一五"（即15cm）、"二五"（即25cm）和"又一五"（即40cm）。"又一五"的含义为在第二狭窄25cm的基础上再加15cm，即40cm，如此叙述，朗朗上口，便于记忆。

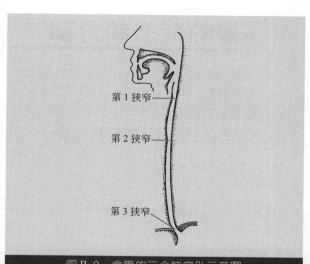

第 1 狭窄

第 2 狭窄

第 3 狭窄

图 II-9 食管的三个狭窄处示意图

119 胃的形态和分部

> 胃似扁囊前后面，贲门幽门大小弯，
> 小弯猛拐角切迹，贲底体幽四部全，
> 幽部再分窦和管，寻中间沟左右看。

释义：

胃的形态可简略概括为两壁、两缘和两口，并分为四部。此歌诀描述了胃的形态和分部（图Ⅱ-10）。

【胃似扁囊前后面】

胃的形态呈前后略扁的囊袋状，具有"前后面"，即两壁（前壁和后壁）。

【贲门幽门大小弯】

胃的两个口即入口**贲门**，出口**幽门**；两缘为"大小弯"，即朝向左下方的**胃大弯**和朝向右上方的**胃小弯**。

【小弯猛拐角切迹】

在胃小弯一侧"小弯猛拐"，即沿胃小弯向下至最低的转角处，称**角切迹**。

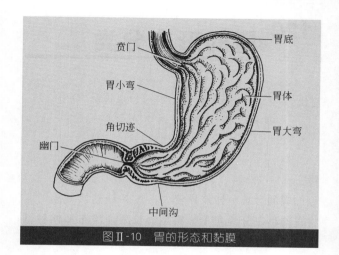

图Ⅱ-10　胃的形态和黏膜

【贲底体幽四部全】

　　胃可分为四部分，在此简缩为"贲底体幽"，即靠近贲门的**贲门部**、贲门平面以上向左上方膨出的**胃底**、胃底与幽门部之间的**胃体**、角切迹右侧至幽门的**幽门部**。

【幽部再分窦和管，寻中间沟左右看】

　　在幽门部胃大弯侧有一不明显的浅沟，称**中间沟**，"寻中间沟"指沿中间沟可将"幽部"划分为"窦和管"，即可将幽门部划分为左侧的**幽门窦**和右侧的**幽门管**。

120 胃的形态分类

胖人角型高水平，常人钩型位居中，
瘦弱长型越髂嵴，两个液面瀑布型。

释义：

　　胃的形态个体差异较大，在 X 线造影观察时常将胃的形态分为角型、钩型、长型和瀑布型四种基本类型。此歌诀描述了各型的主要特征。

【胖人角型高水平】

　　角型胃的特征是全胃近似水平位，位置较高，"胖人"（即矮胖者）多见。

【常人钩型位居中】

　　钩型胃的特征是胃底、胃体斜向右下，或近似垂直，此型多见于"常人"（即适中体形者）。

【瘦弱长型越髂嵴】

　　长型胃的特征是胃底、胃体几乎垂直，胃下缘可低于髂嵴水平，此型多见于"瘦弱"（即瘦长体形者）。

【两个液面瀑布型】

瀑布型胃的特征是胃底弯向胃体的上后方，在胃底和胃体可见到两个液面。

121 胃的毗邻

> 前壁肝膈腹前壁，后壁邻脾肾腺胰，
> 大弯下后横结肠，胃底又见膈和脾。

释义：

此歌诀简要概括了中等充盈的胃前、后壁和胃底等部毗邻的主要器官。

【前壁肝膈腹前壁】

胃前壁的毗邻器官为"肝""膈"和"腹前壁"，即胃前壁右侧与肝左叶靠近，左侧与膈相邻，在剑突下方胃前壁直接和腹前壁相贴（该处是胃的触诊位置）。

【后壁邻脾肾腺胰】

胃后壁的毗邻器官为"脾""肾""腺"和"胰"，即胃后壁邻近脾、左肾、左肾上腺和胰。

【大弯下后横结肠】

胃大弯下后方有**横结肠**横过。

【胃底又见膈和脾】

胃底也与**膈**和**脾**相邻。

122 十二指肠（1）

> 十二指肠呈 C 形，上部降部水平升，
> 左包胰头右肝肾，两端活动中固定，
> 上部称球黏膜平，降部乳头胆汁涌，
> 水平腰三跨下腔，升末呈曲悬肌明。

释义：

　　十二指肠是小肠的起始段，形状略呈英文字母 C 形。十二指肠分为上部、降部、水平部和升部四部分。此歌诀描述了十二指肠的形态、分部、主要毗邻和各部的主要结构特征（图Ⅱ-11）。

【上部降部水平升】

　　十二指肠按其位置分为四部分，即上部、降部、水平部和升部。

【左包胰头右肝肾，两端活动中固定】

　　十二指肠"左包胰头"即左侧包绕**胰头**，"右肝肾"即右侧与**肝门**及右**肾**内侧缘相邻。十二指肠起始处和末端几乎完全被腹膜包被，故"两端活

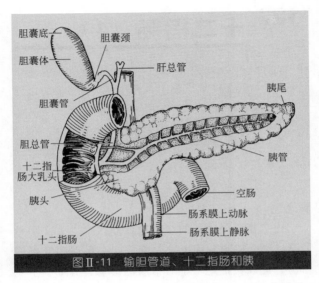

胆囊底
胆囊体
胆囊管
胆总管
十二指肠大乳头
胰头
十二指肠

胆囊颈
肝总管
胰尾
胰管
空肠
肠系膜上动脉
肠系膜上静脉

图Ⅱ-11 输胆管道、十二指肠和胰

动", 即两端活动度较大; 中间部分位于腹膜后位,
贴附于腹后壁, 故 "中固定", 即中间部分的肠管
位置较固定。

【上部称球黏膜平】

十二指肠上部左侧与幽门相连的部分肠壁较
薄、黏膜光滑, 称十二指肠球。

【降部乳头胆汁涌】

降部后内壁可见一 "乳头", 即一黏膜突起,

称十二指肠大乳头；"胆汁涌"寓意该处有**胆总管**和**胰管**的共同开口。

【水平腰三跨下腔】

水平部在第 3 腰椎水平向左跨过下腔静脉。

【升末呈曲悬肌明】

"升末""呈曲"即升部末端与空肠相接，在移行处形成**十二指肠空肠曲**，此部上方被"悬肌"（即**十二指肠悬肌**，临床称 Treitz 韧带）固定于腹后壁。"悬肌明"寓意进行腹部手术时十二指肠悬肌是判明**空肠**起始部的重要标志。

123 十二指肠（2）

> 二五包头呈C形，四部上降水平升，
> 降部后内大乳头，邻幽称球黏膜平。

释义：

此歌诀简略描述了十二指肠的形态、位置、分部和主要结构特点（图Ⅱ-11）。

【二五包头呈C形】

十二指肠全长约 25cm，略呈英文字母 C 形，"包头"寓意十二指肠包绕**胰头**，二者毗邻关系密切。

【四部上降水平升】

十二指肠可分为四部分，在此简缩为"上降水平升"，即上部、降部、水平部和升部。

【降部后内大乳头】

降部后内侧壁有一黏膜突起，称**十二指肠大乳头**，此处是**胆总管**和**胰管**的共同开口部位。

【邻幽称球黏膜平】

在升部"邻幽"（即邻近幽门）的一段肠壁较薄、黏膜光滑；"称球"即称**十二指肠球**，是十二指肠溃疡的好发部位。

124 十二指肠大乳头

十二指肠大乳头，降部中份壁内后，
沿一纵襞去寻觅，下端隆起即乳头，
距离切牙约七五，胆总胰管同开口。

释义:

十二指肠大乳头是胆总管和胰管的共同开口，位于十二指肠后内侧壁。此歌诀描述了十二指肠大乳头的位置和主要形态特征（图Ⅱ-11）。

【降部中份壁内后】

十二指肠大乳头位于十二指肠降部中段的"内后"，即后内侧壁。

【沿一纵襞去寻觅，下端隆起即乳头】

在十二指肠降部后内侧壁有一纵行皱襞（称十二指肠纵襞），沿该纵襞观察，其下端的突起即十二指肠大乳头。

【距离切牙约七五，胆总胰管同开口】

十二指肠大乳头距离中切牙约75cm。十二指肠大乳头是"胆总"和"胰管",即胆总管和胰管的共同开口部位。

125 空肠

空肠 2/5 左上腹，大厚丰富密高孤。

释义：

空肠起于**十二指肠空肠曲**，向下与**回肠**相延续，统称为空回肠。空肠和回肠均迂曲盘旋形成许多小肠袢，二者间无明显界限，但形态结构随移行逐渐有所变化。此歌诀从描述空肠着手，旨在认识、记忆空肠和回肠的形态特征与区别。

【空肠 2/5 左上腹】

空肠约占空肠、回肠全长的 2/5，主要位于腹腔的左上部。

【大厚丰富密高孤】

与回肠相比，空肠具有"大厚丰富密高孤"的特征："大"即管径较大，"厚"即管壁较厚，"丰富"即血管丰富，"密"即黏膜环状皱襞密而高，"孤"即黏膜中含有孤立淋巴滤泡（在回肠黏膜中除含有孤立淋巴滤泡外，在其下部可见有集合淋巴滤泡）。

学习时如着重把握了空肠的特点，与之相比回肠部分则迎刃而解。

126 盲肠

盲肠六八髂窝内，左回盲瓣像鱼嘴，
嘴吐食糜不回返，瓣下二厘见阑尾。

释义：

盲肠是较短的一段肠管，左接回肠，是大肠的起始部。此歌诀描述了盲肠的位置和主要结构特点（图Ⅱ-12）。

【盲肠六八髂窝内】

盲肠长约 6～8cm，一般位于**右髂窝**内。

【左回盲瓣像鱼嘴，嘴吐食糜不回返】

在盲肠的"左"侧壁，回肠末端突入盲肠，形成鱼嘴状上下两个半月形皱襞，称**回盲瓣**。此瓣具有括约肌作用，犹如"嘴吐食糜"，既可控制回肠食糜进入盲肠的速度，又"不回返"，即防止盲肠内容物反流回肠。

【瓣下二厘见阑尾】

"瓣下二厘"即在回盲瓣下方约 2cm 处有阑尾腔的开口。

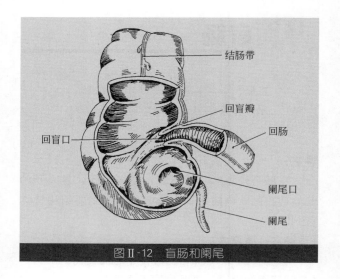

图Ⅱ-12 盲肠和阑尾

127 阑尾

开口盲肠后内壁，长约六至八厘米，
远端游离根固定，三带会聚好寻觅。
根部投影观腹壁，右髂前上连线脐，
中外 1/3 交点处，此点命名 McBurney。

释义：

此歌诀主要描述了阑尾的位置、形态和体表投影（图Ⅱ-12）。

【开口盲肠后内壁，长约六至八厘米】

阑尾的根部连于盲肠的后内侧壁。阑尾的长度通常为6～8cm。

【远端游离根固定，三带会聚好寻觅】

阑尾的远端游离，其位置变化较大，而根部位置固定。"三带会聚"指三条**结肠带**的汇聚点恰与阑尾根部相连，手术时沿结肠带向下追踪，则是寻觅阑尾的可靠方法。

此歌诀的后两行描述了阑尾根部的体表投影，

即右髂前上棘与脐连线，取其中、外 1/3 交点处称 McBurney 点（亦称阑尾点）。

128 结肠

> 结肠四部，升横降乙，
> 右曲肝右下，左曲上邻脾，
> 降乙分界左髂嵴，乙直相续在三骶。
> 形如门框，升横降乙，
> 升降属间位，贴近腹后壁，
> 横乙有系属内位，位置活动见弯曲。

释义：

　　结肠围绕于空肠和回肠周围，始于**盲肠**，止于**直肠**。依结肠的位置和形态可分为升结肠、横结肠、降结肠和乙状结肠四部分。此歌诀描述了结肠各部的位置、形态、主要毗邻和与腹膜的位置关系（图 Ⅱ-13）。

【结肠四部，升横降乙】

　　结肠分为四部分，歌诀将之简缩为"升横降乙"，即升结肠、横结肠、降结肠和乙状结肠。

【右曲肝右下】

　　升结肠沿右侧腹后壁上升，至肝右叶下方左转

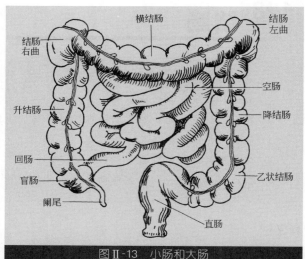

图Ⅱ-13 小肠和大肠

形成**结肠右曲**（又称**肝曲**），移行为横结肠。结肠"右曲"恰位于"肝右下"，即肝右叶下方。

【左曲上邻脾】

横结肠左行至脾的脏面下份转向下，在此形成**结肠左曲**（又称**脾曲**）。歌诀以结肠"左曲"和"上邻脾"寓意了脾与结肠左曲的上下毗邻关系。

【降乙分界左髂嵴】

降结肠沿左侧腹后壁下降，至左**髂嵴**延续为乙状结肠。

【乙直相续在三骶】

乙状结肠行至盆腔内，在第 3 骶椎平面续于直肠。

【升降属间位，贴近腹后壁】

升结肠与降结肠的位置分别贴近右侧腹后壁与左侧腹后壁，均属于腹膜间位器官。

【横乙有系属内位，位置活动见弯曲】

横结肠与乙状结肠有系膜，属于腹膜内位器官，故活动度较大，可见有弯曲。

129 直肠的两个弯曲

骶前尾下两弯曲，下称会阴上称骶，

两曲最凸在何处？入肛三五、七九厘。

释义：

直肠并非笔直，在矢状面有两个弯曲，即凸向后的**骶曲**和凸向前的**会阴曲**。临床进行直肠镜和乙状结肠镜检查时应注意直肠的弯曲，避免损伤肠壁（图Ⅱ-14）。

【骶前尾下两弯曲，下称会阴上称骶】

直肠的两个弯曲分别位于"骶前"（即骶骨的前方）和"尾下"（即绕过尾骨的下方）。两个弯曲的命名是：下方的称会阴曲，上方的称骶曲。

【两曲最凸在何处？入肛三五、七九厘】

两个弯曲的最凸点，从肛门起计算，会阴曲为3～5cm；骶曲为7～9cm。

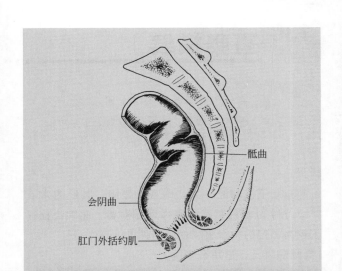

骶曲

会阴曲

肛门外括约肌

图Ⅱ-14 直肠矢状面弯曲

130 直肠横襞

> 直肠横襞三，恒定在中间，
> 入肛七厘米，可见壁右前。

释义：

直肠下段肠腔膨大，称**直肠壶腹**，其腔内常有 2～3 个半月形的黏膜皱襞称**直肠横襞**。此歌诀描述了较为恒定的一个直肠横襞（图Ⅱ-15）。

【直肠横襞三，恒定在中间】

在 3 个直肠横襞中，通常中间的一个较大且位置恒定。

【入肛七厘米，可见壁右前】

较为恒定的直肠横襞距肛门约 7cm，位于肠管前右侧壁，临床直肠镜检查常将其作为定位的标志。

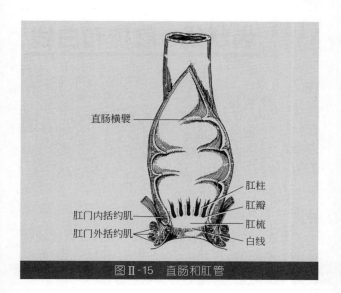

图Ⅱ-15 直肠和肛管

131 齿状线、肛梳和白线

齿状线亦肛皮线，肛柱下端到肛瓣，
血淋神经上下异，内外胚层两个源，
线下光滑环形带，名叫肛梳或痔环，
肛梳下缘有浅沟，触诊标志叫白线。

释义：

此歌诀描述了肛管内齿状线、肛梳及白线的位置和主要结构特点（图Ⅱ-15）。

【齿状线亦肛皮线，肛柱下端到肛瓣】

齿状线又叫肛皮线，由各**肛柱**下端和**肛瓣**的边缘连接成锯齿状而得名。

【血淋神经上下异，内外胚层两个源】

齿状线上下部分的黏膜在"血""淋""神经"（即动脉供应、静脉回流、淋巴引流及神经分布）等方面均有所不同，其形成原因是由于"两个源"，即齿状线以上区域的上皮来自内胚层、齿状线以下区域的上皮来自外胚层，此点具有重要的临床意义。

【线下光滑环形带，名叫肛梳或痔环】

"线下"指齿状线下方有一宽约 1cm 的环形区域，其表面光滑，称**肛梳**或**痔环**。

【肛梳下缘有浅沟，触诊标志叫白线】

在肛梳的下缘有一略凹陷的环形浅沟，称**白线**，临床活体指检时可触及此沟，是重要的触诊标志（白线恰为肛门内括约肌、外括约肌的分界处）。

132 肝的脏面观

> 肝下两纵一横沟，前方后尾和左右，
> 横沟进出叫肝门，门脉肝管肝固有。
> 右纵前方有胆囊，右纵后方下腔走，
> 左纵前后两韧带，源于胎儿两结构。

释义：

肝的下面又称脏面，其形态中有一略呈 H 形的沟，即两条纵沟和一条横沟，沟中均有重要结构。此歌诀借此沟描述了肝脏面的形态（图Ⅱ-16）。

【肝下两纵一横沟，前方后尾和左右】

以肝下 H 形沟为界，可将肝划分为四叶，即左右纵沟之间横沟前方为**方叶**，横沟后方为**尾状叶**，左纵沟左侧为**左叶**，右纵沟右侧为**右叶**。

【横沟进出叫肝门，门脉肝管肝固有】

横沟又称肝门，有"门脉""肝管""肝固有"（即肝门静脉、肝管、肝固有动脉）等重要结构进出。

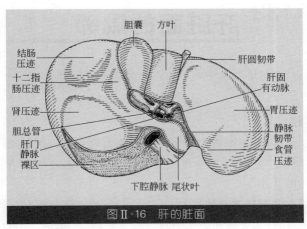

图Ⅱ-16 肝的脏面

图中标注：胆囊、方叶、结肠压迹、十二指肠压迹、肾压迹、胆总管、肝门、静脉、裸区、下腔静脉、尾状叶、肝圆韧带、肝固有动脉、胃压迹、静脉韧带、食管压迹

【右纵前方有胆囊】

右纵沟前方容纳胆囊。

【右纵后方下腔走】

右纵沟的后方有**下腔静脉**经过。

【左纵前后两韧带，源于胎儿两结构】

左纵沟前方有**肝圆韧带**，后方有**静脉韧带**，以上两韧带分别由胎儿时期的脐静脉和静脉导管闭锁形成。

133 肝脏面的毗邻

右曲指肠右肾腺，左邻胃前和食管。

释义：

　　肝脏面朝向左下方，与诸多器官相邻，故得名脏面。此歌诀简洁概括了肝脏面的主要毗邻器官（图Ⅱ-16）。

【右曲指肠右肾腺】

　　肝右叶脏面毗邻的器官有"右曲""指肠""右肾"和"腺"，即**结肠右曲、十二指肠上部、右肾**和**右肾上腺**。

【左邻胃前和食管】

　　肝左叶脏面与**胃前壁**和**食管**相邻。

134 肝体表投影

> 五、五、七、八、九，体剑之间走，
> 剑下三五厘，肋下不出头。

释义：

　　肝上界与膈穹隆一致，其最高点在**右锁骨中线**与第 5 肋的交点处，向左经**胸骨体**与**剑突**结合处到**左锁骨中线**稍内侧第 5 肋间处。肝下界与肝前缘一致，起自右肋弓最低点，沿右肋弓下缘左上行，至第 8 肋软骨、第 9 肋软骨结合处离开肋弓，斜行向左上经左侧第 7 肋软骨、第 8 肋软骨结合处续向左上，连上界左端。此歌诀从肝上界右锁骨中线到左锁骨中线，再向下沿肝下界从左肋弓到右肋弓（顺时针方向）浓缩了肝体表投影的四组数字。

【五、五、七、八、九】

　　描述肝上界右锁骨中线、左锁骨中线（稍内侧）和肝下界在左肋弓、右肋弓四点上的肋的序数分别为第 5 肋，第 5 肋间，左肋弓第 7 肋软骨、第 8 肋软骨结合处，右肋弓第 8 肋软骨、第 9 肋软骨结合处，按顺时针方向叙述以上四组数字即读为五、五、七、八、八、九，再简化为"五、五、七、八、九"则更好记忆。

【体剑之间走】

肝上界在**正中线**上位于胸骨体和剑突之间。

【剑下三五厘】

剑突下 3～5cm 处可触及肝的下缘。

【肋下不出头】

由于肋弓遮盖，一般成年人在右肋弓下不会触及肝。

135 肝的分叶和分段

> 格系三管伴行走，门脉肝管肝固有，
> 沿系划分三层次，半肝叶段二、五、六。
> 两半肝？名左右。
> 哪五叶？左外左内尾，右前和右后。
> 哪六段？两头分上下，尾叶分左右。

释义：

按照 Glisson 系统在肝内的分支和分布情况，可将肝划分为左半肝、右半肝、五叶、六段。此歌诀简要叙述了 Glisson 系统的主要特征和半肝、叶、段的具体名称（图Ⅱ-17）。

【格系三管伴行走，门脉肝管肝固有】

"格系"指肝的 Glisson 系统，该系统"三管"包含**肝门静脉、肝管**和**肝固有动脉**，其三者的各级分支在肝内伴行，分布基本一致的结构特征，是作为划分肝段的依据。

【沿系划分三层次，半肝叶段二、五、六】

按照 Glisson 系统可将肝划分为"二、五、

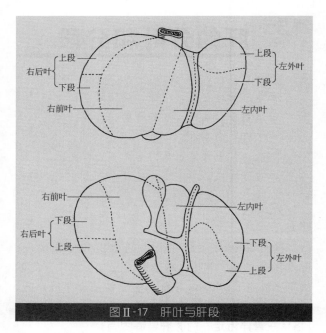

图Ⅱ-17 肝叶与肝段

六"，即两个半肝、5个叶和6个段。

【两半肝？名左右】

两半肝即左半肝、右半肝。

【哪五叶？左外左内尾，右前和右后】

"五叶"为左外叶、左内叶、尾状叶、右前叶和右后叶。

【哪六段？两头分上下，尾叶分左右】

"两头"指上句所述左外叶和右后叶。具体划分如下：左外叶分为左外叶上段和左外叶下段；右后叶分为右后叶上段和右后叶下段；尾状叶分为尾状叶左段和尾状叶右段。

136 胆囊

> 底体颈管长梨形，底触腹壁是充盈，
> 颈管相续呈直角，左汇肝总成胆总，
> 囊底投影何处寻？锁骨中线垂肋弓。

释义：

胆囊位于肝脏面胆囊窝内，是储存和浓缩胆汁的器官。此歌诀描述了胆囊的形态和胆囊底的体表投影（图Ⅱ-11、图Ⅱ-18）。

【底体颈管长梨形】

胆囊形似长鸭梨形，可分为"底体颈管"四部分，即胆囊底、胆囊体、胆囊颈和胆囊管。

【底触腹壁是充盈】

当胆囊被胆汁充满时，胆囊底可与腹前壁的内面接触。

【颈管相续呈直角，左汇肝总成胆总】

"颈管相续"即胆囊颈常以直角向左下弯转续接胆囊管，"左汇"和"肝总"即再左行与肝总管

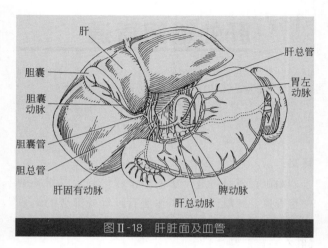

图Ⅱ-18 肝脏面及血管

汇合，"成胆总"即构成胆总管。

【囊底投影何处寻？锁骨中线垂肋弓】

  胆囊底的体表投影点在右锁骨中线，"垂肋弓"寓意与右肋弓相交处（胆囊病变时此处常出现压痛）。

137 肝外输胆管道

肝左右管汇肝总，肝总囊管汇胆总，
胆总管约六厘米，输胆十二指肠中。

释义：

　　输胆管道是将肝分泌的胆汁输送到十二指肠的一套管道。此歌诀描述了输胆管道肝外部分的组成（图Ⅱ-11、图Ⅱ-19）。

【肝左右管汇肝总】

　　肝左管和**肝右管**在肝门附近汇合成"肝总"，即肝总管。

【肝总囊管汇胆总】

　　"肝总"和"囊管"即肝总管与**胆囊管**汇合成"胆总"，即胆总管。

【胆总管约六厘米，输胆十二指肠中】

　　胆总管长约 6cm，将胆汁输送到**十二指肠**中（与胰管汇合共同开口于**十二指肠大乳头**）。

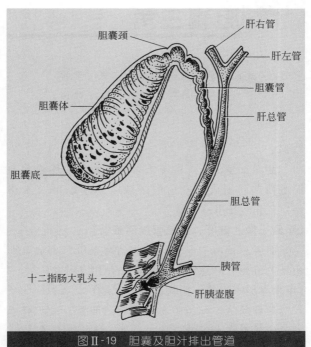

图 Ⅱ-19　胆囊及胆汁排出管道

138 胆囊三角

> 胆囊三角上借肝，肝总胆囊两条管，
> 手术寻觅卡洛特，胆囊动脉在此间。

释义：

　　胆囊三角位于肝的下方，是**肝总管、胆囊管**与肝脏面共同围成的三角形区域，又称 Calot（卡洛特）三角（图Ⅱ-18）。

【胆囊三角上借肝，肝总胆囊两条管】

　　胆囊三角由"上借肝"与"两条管"围成，即由肝的脏面、肝总管、胆囊管三方共同围成。

【手术寻觅卡洛特，胆囊动脉在此间】

　　胆囊动脉多行经胆囊三角到达胆囊，故胆囊手术时应注意在卡洛特三角内寻觅、结扎胆囊动脉。

139 胰

> 身兼两泌话说胰，外泌化酶入肠去，
> 内泌细胞在胰岛，激素入血降糖宜。

释义：

胰为仅次于肝的大消化腺，由外分泌部和内分泌部组成。胰的外分泌部即腺细胞，能分泌胰液，内含多种消化酶，经**胰**管注入十二指肠。内分泌部即胰岛，散在于胰实质内，主要分泌胰岛素，进入血液循环，参与调节糖代谢等。此歌诀简要介绍了胰的主要结构和功能（图Ⅱ-11）。

【身兼两泌话说胰】

"两泌"指外分泌部和内分泌部，即胰由外分泌部和内分泌部组成。

【外泌化酶入肠去】

"外泌"指外分泌部，"化酶"指消化酶，即外分泌部分泌胰液，内含多种消化酶，（经胰管）注入十二指肠。

【内泌细胞在胰岛，激素入血降糖宜】

"内泌"指内分泌部，"降糖宜"指调节血糖，使血糖降低，即内分泌部细胞在胰岛，分泌的激素进入血液循环，主要有降低血糖等作用。

140 胰的位置形态

> 一二腰椎呈横位，腹膜外位头体尾，
> 指肠包头在二腰，尾达脾门前靠胃。

释义：

　　胰是人体的第二大消化腺。此歌诀描述了胰的位置、形态和主要毗邻（图Ⅱ-11）。

【一二腰椎呈横位】

　　胰在第1～2腰椎水平，横位于腹腔后上部。

【腹膜外位头体尾】

　　胰属于腹膜外位器官，一般将其形态分为"头体尾"三部分，即胰头、胰体和胰尾，也可分为头、颈、体、尾四部分。

【指肠包头在二腰】

　　胰位于第2腰椎水平，"指肠""包头"即十二指肠呈英文字母C形包绕胰头。

【尾达脾门前靠胃】

　　胰尾贴近脾门，"前靠胃"即胰体前方与胃相邻。

141 鼻旁窦开口

> 中鼻道壁窦口多，筛窦前中额上颌，
> 筛窦后群上鼻道，蝶窦口蝶筛隐窝。

释义：

四对**鼻旁窦**均有开口和鼻腔相通。此歌诀按**中鼻道**、**上鼻道**和位于**上鼻甲**后上方的**蝶筛隐窝**的顺序概括了各对鼻旁窦开口。

【中鼻道壁窦口多，筛窦前中额上颌】

鼻旁窦在中鼻道的开口最多，包括**筛窦前、中群**及**额窦**、**上颌窦**。学习时记住开口于中鼻道的"筛窦前中""额"和"上颌"，则把握了鼻旁窦开口知识点的大半。

【筛窦后群上鼻道】

在上鼻道的开口有**筛窦后群**。

【蝶窦口蝶筛隐窝】

蝶窦开口在蝶筛隐窝。

142 环状软骨

底座环状似指环，前窄叫弓后叫板，
弓平第六颈椎体，板上两杓滑又旋。

释义：

　　环状软骨是喉软骨中最下面的一块，犹如喉的底座，形如指环（戒指）状。此歌诀描述了环状软骨的位置和形态。

【底座环状似指环，前窄叫弓后叫板】

　　环状软骨犹如喉的底座，呈指环状（是呼吸道唯一的完整软骨环）。环状软骨前部低窄称**环状软骨弓**，后部高阔称**环状软骨板**。

【弓平第六颈椎体】

　　环状软骨弓位于第 6 颈椎水平，是颈部的重要标志。

【板上两杓滑又旋】

　　环状软骨板上缘与两杓状软骨构成关节，即**环杓关节**。两杓状软骨可在环状软骨板上缘"滑又旋"，即作左右滑行和垂直轴旋转。

143 弹性圆锥

> 弓上甲后带突前，锥尖窄隙游离缘，
> 游离缘称声韧带，张于甲后带突间。

释义：

弹性圆锥位于环状软骨弓上缘、甲状软骨前角后面和杓状软骨声带突之间，是由弹性纤维构成的上窄下宽的圆锥状膜结构。此歌诀描述了弹性圆锥的位置和形成的游离缘（即声韧带）。

【弓上甲后带突前，锥尖窄隙游离缘】

弹性圆锥附着于"弓上"（即**环状软骨弓**上缘）、"甲后"（即**甲状软骨前角**后面）与"带突"（即**杓状软骨声带突**）之间。弹性圆锥呈上窄下宽的圆锥状，"锥尖"有一"窄隙"及呈现的一对游离缘。

【游离缘称声韧带，张于甲后带突间】

弹性圆锥上部的游离缘称**声韧带**（构成声带的基础），紧张于"甲后"和"带突"间，即甲状软骨前角的后面与两声带突之间。

144 气管的位置和毗邻

> 环软下延气管杈，气管软骨近十八，
> 旁邻甲侧大血管，二四软骨邻甲峡，
> 胸骨上缘前可及，后贴食管如一家。

释义：

此歌诀描述了气管的位置和主要的毗邻（图 Ⅱ-20）。

【环软下延气管杈】

气管的上端起于喉的**环状软骨**下缘，向下延续到"**气管杈**"，即气管分为左主支气管和右主支气管处。

【气管软骨近十八】

气管以 C 形软骨环为支架，通常由"近十八"（即 14～18 个）软骨环构成。

【旁邻甲侧大血管】

气管两侧毗邻甲状腺侧叶和颈部的大血管。

【二四软骨邻甲峡】

在第 2～4 气管软骨环的前方毗邻甲状腺峡。

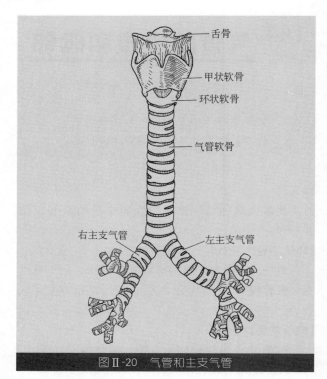

图Ⅱ-20　气管和主支气管

舌骨

甲状软骨

环状软骨

气管软骨

右主支气管

左主支气管

【胸骨上缘前可及】

在颈前胸骨柄上缘（**颈静脉切迹处**）可触及气管。

【后贴食管如一家】

气管后方的毗邻与**食管**贴近，似"如一家"。

145 左主支气管和右主支气管形态

> 左细长倾斜，右粗短陡直，
> 异物坠落时，向右理可知。

释义：

此歌诀简略比较了左、右主支气管的形态区别（图Ⅱ-20）。

【左细长倾斜】

左主支气管的形态较细、较长、走行倾斜，入左肺门。

【右粗短陡直】

右主支气管的形态较粗、较短、走行较陡直，入右肺门。

【异物坠落时，向右理可知】

由于左主支气管和右主支气管倾斜方位的差异，临床上气管异物多坠入右主支气管。

146 肺的形态

尖底两面三个缘，尖在锁上二至三，
左肺前缘心切迹，左二窄长右三短。

释义：

此歌诀简略描述了有关肺形态的主要特点。

【尖底两面三个缘】

肺的形态大致呈圆锥状，具有"尖底"（即一尖一底）、"两面"（即肋面和内侧面）和"三个缘"（即前缘、后缘和下缘）。

【尖在锁上二至三】

"尖"即肺尖，此部于胸廓上口突至颈根部，超出锁骨内侧 1/3 上方 2～3cm。

【左肺前缘心切迹】

由于心的位置偏左，因此左肺前缘下份呈弓形向左凹入，称心切迹。

【左二窄长右三短】

两肺外形相比，左肺较窄长，分为上、下两叶；右肺较宽短，分为上、中、下三叶。

147 肺根内动、静脉与支气管位置排列

动支静、支动静，两肺上下略不同，
前后均为静动支，双静下前要记清。

释义：

此歌诀简洁描述了左肺根和右肺根内**肺动脉**、**肺静脉**和**支气管**诸结构的排列位置。

【动支静、支动静，两肺上下略不同】

左肺根内自上而下依次为"动支静"（即肺动脉、支气管与肺静脉）；右肺根内自上而下依次为"支动静"（即支气管、肺动脉与肺静脉）。学习时要注意左、右肺根内三结构上下排列的不同。

【前后均为静动支，双静下前要记清】

两肺根内诸结构的排列自前向后依次为"静动支"，即肺静脉、肺动脉和支气管。"双静"的含义为两侧肺根中的肺静脉均有上下两条，故应注意肺根"下前"方的左肺下静脉和右肺下静脉。

148 肺导气部

> 叶段小细终，终末柱单层，
> 不见杯腺软，平滑层完整，
> 调节入肺气，终末起作用。

释义：

　　左主支气管和右主支气管由肺门入肺后再反复分支（又称肺导气部），依次形成肺叶支气管、肺段支气管、小支气管、细支气管和终末细支气管。随支气管的不断变细，管壁结构逐渐改变。此歌诀描述了肺内支气管各级分支的名称及终末细支气管管壁结构的主要特征。

【叶段小细终】

　　肺内各级支气管的名称依次为**肺叶支气管、肺段支气管、小支气管、细支气管**和**终末细支气管**。

【终末柱单层，不见杯腺软，平滑层完整】

　　终末细支气管的主要特点是黏膜上皮为**单层柱状上皮**（或单层纤毛柱状上皮）。"不见杯腺软"即

杯状细胞、腺体与**软骨**均消失，"平滑层完整"即
平滑肌相对增多形成完整的环行层。

【调节入肺气，终末起作用】

终末细支气管具有调节进入肺泡内气体流量的
功能。

149 支气管肺段

> 尖后前外内侧，上内前外后，
> 尖后前上下舌，上内前外后。

释义：

按照**肺段支气管**的分支分布情况，左肺、右肺各分为 10 个支气管肺段（左肺也可能为 8 个肺段）。此歌诀简洁描述了左肺和右肺各支气管肺段（即肺段）的名称（图Ⅱ-21）。

【尖后前外内侧】

右肺上叶"尖后前"表示 3 个肺段，名为尖段、后段和前段；"外内侧"即中叶分为 2 段：外侧段和内侧段。

【上内前外后】

右肺下叶"上内前外后"表示 5 个肺段，名为上段、内侧底段、前底段、外侧底段和后底段。

【尖后前上下舌】

左肺上叶分 5 个肺段，名称为尖段、后段、前段、上舌段和下舌段（或分为 4 段，即当尖段与后段合并称尖后段时）。

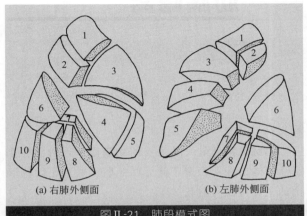

图Ⅱ-21　肺段模式图

（a）1—尖段；2—后段；3—前段；4—外侧段；

5—内侧段；6—尖（上）段；7—内侧（心）底段；

8—前底段；9—外侧底段；10—后底段

（b）1—尖段；2—后段；3—前段；4—上舌段；

5—下舌段；6—尖（上）段；7—内侧（心）底段；

8—前底段；9—外侧底段；10—后底段

【上内前外后】

　　左肺下叶分为 5 个肺段，名称同于右肺下叶，即上段、内侧底段、前底段、外侧底段和后底段（或分 4 段，即内侧底段与前底段合并，称内前底段）。

150 肋膈隐窝

> 肋胸膜与膈胸膜，形成隐窝在转折，
> 胸膜腔之最低处，炎症渗液积此窝。

释义：

　　肋膈隐窝是最大最重要的**胸膜隐窝**，胸膜发生炎症时渗出液常积聚于此处。此歌诀描述了肋膈隐窝的主要特征（图Ⅱ-22）。

【**肋胸膜与膈胸膜，形成隐窝在转折**】

　　肋膈隐窝位于两侧**肋胸膜**与**膈胸膜**的转折处，整体呈半环状。

【**胸膜腔之最低处，炎症渗液积此窝**】

　　肋膈隐窝是**胸膜腔**的最低部位，胸膜炎症的渗出液常积聚此处。

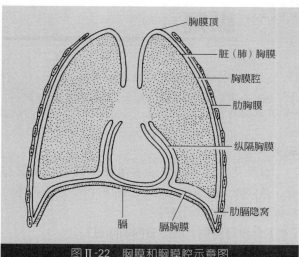

图 II-22 胸膜和胸膜腔示意图

151 纵隔

> 上下分界胸骨角，前中后界取心包，
> 后纵隔内器官多，主食奇迷干胸导。

释义：

　　纵隔是左**纵隔胸膜**和右**纵隔胸膜**间的全部器官、结构和结缔组织的总称。此歌诀描述了纵隔的分区和后纵隔内的主要器官。

【上下分界胸骨角，前中后界取心包】

　　以胸骨角平面为界可将纵隔分为**上纵隔**和**下纵隔**。在下纵隔中以心包为界，可将下纵隔分为**前纵隔**、**中纵隔**和**后纵隔**。

【后纵隔内器官多，主食奇迷干胸导】

　　位于后纵隔内的器官较多，歌诀将之简缩为"主食奇迷干胸导"，即主要有胸主动脉、食管、奇静脉、迷走神经、交感干和胸导管等。

152 肾的形态位置

> 外凸内凹如豆扁，左长重厚右宽短，
> 肾门约平一腰椎，腹膜后位椎两边。
> 十一　二、十二　三，左右略差椎间盘，
> 左肾中斜十二肋，右肾略低屈于肝。

释义：

肾为蚕豆形的成对实质性器官，位于**腹膜之后**，脊柱两侧。此歌诀前两行描述了肾的形态和位置，后两行描述了左肾和右肾位置高低的区别（图Ⅱ-23）。

【外凸内凹如豆扁，左长重厚右宽短】

肾如扁豆状，外侧缘隆凸，内侧缘中部凹陷。两肾相比，左肾细长、较重，右肾较宽短。

【肾门约平一腰椎，腹膜后位椎两边】

肾门的高度约平第 1 腰椎平面。肾位于脊柱两侧、腹膜后间隙内。

【十一　二、十二　三，左右略差椎间盘】

"十一　二"是描述左肾的高度，即左肾上端

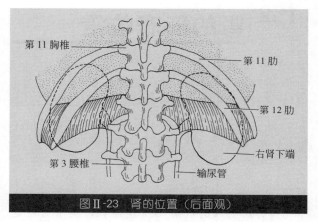

图 Ⅱ-23　肾的位置（后面观）

平第 11 胸椎下缘，左肾下端平第 2 腰椎下缘；"十二　三"是描述右肾上端平第 12 胸椎，右肾下端平第 3 腰椎。左肾和右肾相比，其高度差约为一椎间盘的高度。

【左肾中斜十二肋，右肾略低屈于肝】

左侧第 12 肋斜过左肾后面中部（而右侧第 12 肋斜过右肾后面上部），由于右肾"屈于肝"即上方毗邻肝，故比左肾略低。

153 肾的冠状面结构

皮质位浅髓质深，髓见锥体朝肾门，
锥尖乳头尿涌出，小大盏盂送出肾。

释义：

在肾的冠状切面上，可见肾的实质分为浅层的**皮质**和深层的**髓质**两部分，在靠近肾门处围成一较大的腔，称**肾窦**。此歌诀描述了肾冠状切面上的主要结构和尿液形成及尿在肾内流经的结构（图 Ⅱ-24）。

【皮质位浅髓质深】

在肾的冠状切面上，肾的实质可分为浅层的皮质和深层的髓质两部分。

【髓见锥体朝肾门】

肾髓质是由**肾锥体**组成。"髓见锥体"即在肾髓质中可以见到 15～20 个肾锥体。"朝肾门"即肾锥体的尖朝向肾门方向。

【锥尖乳头尿涌出】

"锥尖乳头"即肾锥体的尖端称**肾乳头**，肾形

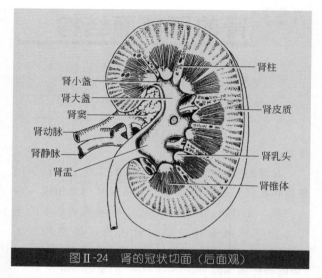

图 II-24　肾的冠状切面（后面观）

成的尿液经此处的**乳头孔**涌出。

【**小大盏盂送出肾**】

　　由乳头孔泌出的尿液相继经"小大盏盂"（即**肾小盏、肾大盏**和**肾盂**）自肾排出。

154 肾的被膜

纤维囊与脂肪囊，外披筋膜似大氅，
氅下穿出输尿管，氅连两囊借小梁。

释义：

　　肾的表面有三层被膜，由内向外依次为**纤维囊、脂肪囊**和**肾筋膜**。此歌诀描述了三层被膜的主要特征。

【纤维囊与脂肪囊，外披筋膜似大氅】

　　肾的三层被膜包括纤维囊、脂肪囊和"外披筋膜"（即最外层的肾筋膜）。歌诀在此以拟人手法将肾筋膜比喻为大氅（即大衣）。

【氅下穿出输尿管】

　　肾筋膜分前后两层，"氅下"即肾筋膜下方，肾筋膜前后两层分离，其间有输尿管通过。

【氅连两囊借小梁】

　　肾筋膜的深面发出许多"小梁"（即结缔组织小束），穿经脂肪囊连至纤维囊，对肾起固定作用。

155 输尿管

> 肌性管道二五厘，腹膜后位邻大肌，
> 顺盆后下转前内，膀胱底部斜穿壁。
> 全长走行分三部，腹部盆部壁内齐。
> 首尾入盆三处狭，结石嵌顿病告急。

释义：

　　输尿管是输送尿液的一对细长的肌性管道，起于肾盂，终于膀胱。此歌诀描述了输尿管的形态、位置、分部和三个狭窄部（图Ⅱ-25）。

【肌性管道二五厘】

　　输尿管是细长的肌性管道，长约 25cm。

【腹膜后位邻大肌】

　　输尿管和肾盂相延续，位于**腹膜**之后，"邻大肌"即沿**腰大肌**前面下行。

【顺盆后下转前内，膀胱底部斜穿壁】

　　输尿管进入盆腔后"顺盆""后下""转前内"，即沿盆壁向后下行，再转向前内，经**膀胱底**斜穿膀

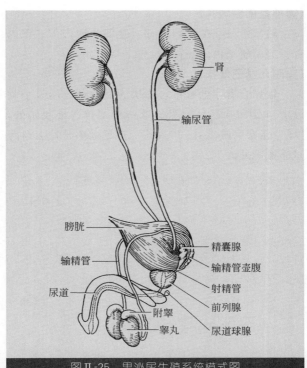

图 II-25 男泌尿生殖系统模式图

胱壁。

【腹部盆部壁内齐】

输尿管分三部，即腹部、盆部和壁内部（壁内部指穿膀胱壁内的一段）。

【首尾入盆三处狭】

输尿管有三处狭窄，依次为起始部、越过小骨盆上口处和穿膀胱壁处。歌诀中"首"指起始处，"尾"指穿膀胱壁处，"入盆"指越过小骨盆上口跨过髂血管处。

156 膀胱

> 膀胱可容一滴瓶，尖底体颈锥体形，
> 隐匿盆内是空虚，膜升吻壁见充盈。

释义：

膀胱是储存尿的囊状肌性器官，其形状、大小和位置均随尿液的充盈程度和年龄的不同有所差异。此歌诀描述了膀胱的形态和大体位置（图Ⅱ-25、图Ⅱ-28）。

【膀胱可容一滴瓶】

成年人膀胱的容量为300～500ml，最大容量可达800ml，此处用"一滴瓶"（500ml输液瓶）以示寓意。

【尖底体颈锥体形】

空虚的膀胱呈三棱锥体形，可分为"尖底体颈"四部分，即膀胱尖、膀胱底、膀胱体和膀胱颈。

【隐匿盆内是空虚，膜升吻壁见充盈】

空虚的膀胱位于盆腔，其膀胱尖一般不超过耻骨联合上缘。充盈时，膀胱尖上升至耻骨联合上缘以上，"膜升"指由腹前壁折向膀胱的**腹膜**随之上移，故使膀胱前下壁"吻壁"，寓意膀胱尖直接和腹前壁接触。此时沿耻骨联合上缘施行膀胱穿刺术，不经过腹膜腔即可刺入膀胱。

157 膀胱三角

> 膀胱底内三角形，不见皱襞黏膜平，
> 输尿管口尿道口，围成三角故得名。

释义：

膀胱三角是膀胱底内壁的一个三角形区域，该处是膀胱肿瘤和膀胱结核好发的部位，临床意义颇为重要。此歌诀描述了膀胱三角的位置和主要特征（图Ⅱ-26）。

【膀胱底内三角形，不见皱襞黏膜平】

膀胱三角是膀胱底内面的一个三角形区域，此处缺少黏膜皱襞，无论在膀胱膨胀或收缩时都呈现平滑状。

【输尿管口尿道口，围成三角故得名】

膀胱三角的具体位置在"输尿管口"（即两输尿管开口）与"尿道口"（即尿道内口）三者之间。

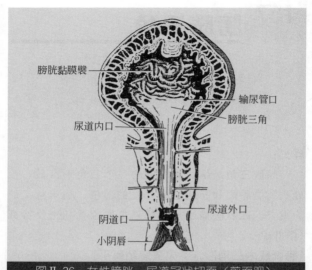

膀胱黏膜襞

输尿管口

膀胱三角

尿道内口

尿道外口

阴道口

小阴唇

图Ⅱ-26 女性膀胱、尿道冠状切面（前面观）

158 女尿道

四至五厘短直宽，外口阴道前庭前。

释义：

尿道是将膀胱储存的尿液排出体外的管道，起于尿道内口，终于尿道外口。与男尿道相比，**女尿道**具有短、直且较宽的特点，故临床上沿女尿道上行感染的机会较男性为多。此歌诀描述了女尿道的主要特点（图Ⅱ-26）。

【四至五厘短直宽】

女尿道长约 4～5cm，与男尿道相比，女尿道短、直且较宽。

【外口阴道前庭前】

女尿道开口于"阴道前庭前"，即**阴道前庭**的前方，此口称**尿道外口**（其后方为阴道口）。

159 精子生成及排出途径

> 精子源头在睾丸，附睾储存最近便，
> 输精射精两管续，尿道排出不回还。

释义：

　　此歌诀描述了精子产生于**睾丸**，储存于**附睾**，射精时经**输精管**、**射精管**和尿道排出体外（图Ⅱ-25）。

【精子源头在睾丸】

　　精子产生于睾丸。

【附睾储存最近便】

　　附睾紧贴睾丸上端和后缘，有暂时储存精子的功能。

【输精射精两管续，尿道排出不回还】

　　"输精"和"射精"即指输精管和射精管，就精子排出路径而言，两管相互延续，输精管连于附睾尾，在膀胱底的后面与精囊腺排泄管汇合成射精管，开口于尿道**前列腺部**，最后精子由尿道排出。

160 输精管

> 五十厘米输精管，壁厚腔细坚实感，
> 附睾尾始汇射精，丸索沟盆行四段。
> 手术结扎何处寻？囊根精索细分辨。

释义：

输精管细长，管壁较厚，管腔细小，活体触摸有一定坚实感。输精管依其行径可分为睾丸部、精索部、腹股沟部和盆部四段。此歌诀描述了输精管形态、走行、分部等特点（图Ⅱ-25、图Ⅱ-27）。

【五十厘米输精管】

输精管长约 50cm。

【壁厚腔细坚实感】

输精管的管壁较厚，而管腔细小，活体触摸时呈圆索状，有一定坚实度。

【附睾尾始汇射精】

输精管始于附睾尾，行至膀胱底部"汇射精"，即与精囊腺排泄管汇合成射精管。

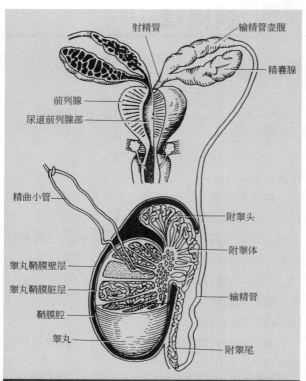

图 II-27　睾丸、附睾及排精径路

【丸索沟盆行四段】

输精管的行程较长，依行径可分为"四段"（即四部）：① "丸"即睾丸部；② "索"即精索部；③ "沟"即腹股沟部；④ "盆"即盆部。

【手术结扎何处寻？囊根精索细分辨】

输精管精索部位于"囊根"（即阴囊根部），此段位置表浅，容易触及（输精管位于精索内各结构的后内侧），常为输精管结扎术实施的部位。

161 前列腺

膀胱颈下形似栗，上底下尖膈上毗，
内穿尿道射精管，直肠指诊可触及。

释义：

前列腺为不成对的实质性器官，位于膀胱与尿生殖膈之间。此歌诀描述了前列腺的形态、位置和主要的毗邻（图Ⅱ-25、图Ⅱ-28）。

【膀胱颈下形似栗，上底下尖膈上毗】

前列腺位于膀胱颈的下方，形态呈栗子形。"上底下尖"即前列腺上端宽大，称**前列腺底**，邻接膀胱颈；下端尖细称**前列腺尖**，与**尿生殖膈**相毗邻。

【内穿尿道射精管】

男尿道在前列腺底近前缘处穿入前列腺实质，由腺尖穿出。此外，一对射精管穿前列腺实质，开口于尿道的前列腺部。

【直肠指诊可触及】

由于前列腺后方贴近直肠，故临床可行直肠指诊触及前列腺的后面。

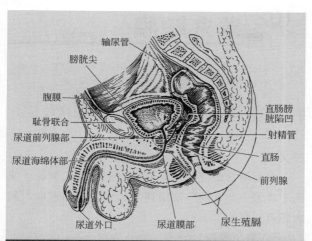

图 Ⅱ-28 男性骨盆正中矢状切面

162 睾丸鞘膜

八月入睾腹膜源，睾丸附睾脏贴面，
脏壁移行鞘膜腔，少量浆液在其间。

释义：

　　睾丸鞘膜是覆盖于睾丸与附睾表面的浆膜，来源于腹膜。此歌诀简洁描述了睾丸鞘膜的形成与配布特点（图Ⅱ-27）。

【八月入睾腹膜源】

　　胚胎 8 个月时，腹膜经腹股沟管降入阴囊形成睾丸鞘膜。"腹膜源"指睾丸鞘膜来源于腹膜。

【睾丸附睾脏贴面】

　　"脏贴面"即睾丸鞘膜的脏层贴于睾丸与附睾的表面。

【脏壁移行鞘膜腔，少量浆液在其间】

　　睾丸鞘膜的脏层与壁层相互移行围成的潜在腔隙称**鞘膜腔**，腔内有少量浆液，起润滑作用。

163 男尿道

> 男性尿道长十八，内口膜部外最狭，
> 列部膜部海绵体，下弯恒定前变化。

释义:

　　男尿道形态细长，且具有两个弯曲（即**耻骨下弯、耻骨前弯**）和三个狭窄处（即尿道内口、膜部和尿道外口）。按其穿行的结构，可将尿道分为**前列腺部、膜部**和**海绵体部**。此歌诀概括了男尿道的主要形态特征（图Ⅱ-25、图Ⅱ-28）。

【男性尿道长十八】

　　成人男尿道长约18cm。

【内口膜部外最狭】

　　三个狭窄处位于尿道内口、尿道膜部和尿道外口（尿道外口最狭窄）。

【列部膜部海绵体】

　　男尿道分为三部："列部""膜部"和"海绵体"，即前列腺部、膜部和海绵体部。

【下弯恒定前变化】

男尿道有两个弯曲，即耻骨下弯和耻骨前弯。"下弯恒定"即耻骨下弯位于耻骨联合下方，凹向上，此弯恒定无变化；"前变化"即耻骨前弯位于耻骨联合前下方，凹向下，如将阴茎向上提起，此弯曲即可变直。

164 子宫形态

> 前后略扁倒置梨，长八宽四厚二厘，
> 形态分为底体颈，妊娠宫峡至十一。

释义：

　　成年人的**子宫**犹如前后略扁、倒置的鸭梨形。此歌诀描述了子宫的形态及妊娠时子宫的一些变化（图Ⅱ-29、图Ⅱ-30）。

【前后略扁倒置梨，长八宽四厚二厘】

　　成年未产妇的子宫似前后略扁的倒置梨形，长约 7～8cm，宽 4cm，厚 2～3cm。

【形态分为底体颈】

　　子宫的形态可分为"底体颈"，即**子宫底**、**子宫体**和**子宫颈**三部分。

【妊娠宫峡至十一】

　　非妊娠期"宫峡"即**子宫峡**，子宫颈阴道上部与子宫体相接的狭细部不明显，长约 1cm，妊娠期子宫峡伸长可达 11cm。

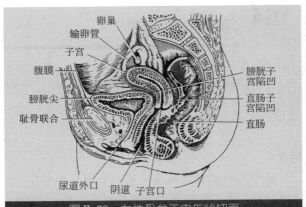

图Ⅱ-29　女性骨盆正中矢状切面

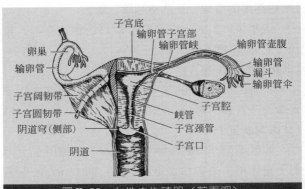

图Ⅱ-30　女性内生殖器（前面观）

165 子宫的韧带

圆前倾、屈骶宫，主防下垂阔正中。

释义：

　　子宫的韧带包括**子宫圆韧带、骶子宫韧带、子宫主韧带**和**子宫阔韧带**，是参与维持子宫正常位置的结构。此歌诀概括了子宫各韧带的名称和相应的主要功能（图Ⅱ-30）。

【圆前倾、屈骶宫】

　　"圆""前倾"即子宫圆韧带可维持子宫前倾；"屈""骶宫"即骶子宫韧带（与子宫圆韧带协同作用）可维持子宫前倾前屈位。

【主防下垂阔正中】

　　"主"即子宫主韧带，可防止子宫下垂；"阔"即子宫阔韧带，可防止子宫向两侧移位，维持子宫居中。

166 会阴

> 会阴广狭两概念，广为下口全部软，
> 尿生肛门两三角，结节之前分界线，
> 狭为肛门外器间，保护会阴在分娩。

释义：

　　会阴的概念有广义和狭义之分。广义的会阴是指封闭骨盆下口的所有软组织；狭义的会阴是临床上局限于肛门与外生殖器之间的软组织。此歌诀简要描述了会阴的两个不同概念（图Ⅱ-31）。

【会阴广狭两概念】

　　会阴有广义会阴和狭义会阴两个不同的概念。

【广为下口全部软】

　　广义的会阴是指封闭骨盆下口的所有软组织，此区呈菱形。

【尿生肛门两三角，结节之前分界线】

　　"结节"即坐骨结节，在两坐骨结节前缘连线可将会阴分为前、后两个三角形区域，前部为"尿

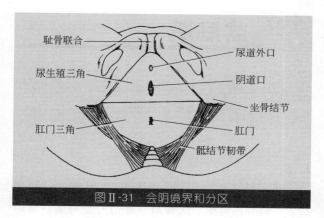

耻骨联合

尿道外口

尿生殖三角

阴道口

坐骨结节

肛门三角

肛门

骶结节韧带

图Ⅱ-31　会阴境界和分区

生"，即尿生殖三角；后部为"肛门"，即肛门三角。

【狭为肛门外器间，保护会阴在分娩】

　　临床所指的会阴常为狭义的会阴，其范围局限于"肛门外器间"，即肛门与外生殖器之间。妇女分娩时，要注意保护此区，以防止会阴撕裂。

167 盆底肌

> 盆底肌肉多，肛提尾骨括，
> 浅横两海绵，深横尿道膜。

释义：

盆底肌又称会阴肌，指封闭小骨盆下口的诸肌。主要有**肛提肌、尾骨肌、肛门外括约肌、会阴浅横肌、球海绵体肌、坐骨海绵体肌、会阴深横肌**和**尿道膜部括约肌**。由于肌肉名称繁多，因而给学习带来一定困难，此歌诀简洁表述了诸会阴肌的名称以帮助记忆（图Ⅱ-32）。

【肛提尾骨括】

位于肛门三角内有 3 块肌，即肛提肌、尾骨肌和肛门外括约肌。

【浅横两海绵】

位于尿生殖三角浅层有 3 块肌："浅横"（即会阴浅横肌）、"两海绵"（即球海绵体肌和坐骨海绵体肌）。

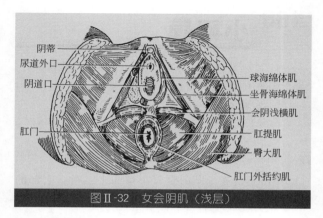

阴蒂
尿道外口
阴道口
肛门

球海绵体肌
坐骨海绵体肌
会阴浅横肌
肛提肌
臀大肌
肛门外括约肌

图Ⅱ-32　女会阴肌（浅层）

【深横尿道膜】

位于尿生殖三角深层有 2 块肌："深横"（即会阴深横肌）和"尿道膜"（即尿道膜部括约肌）。

168 小网膜

肝门下方小网展，双层腹膜形如扇，

左侧连于胃小弯，右侧指肠上部连。

释义：

　　小网膜是连于肝门至胃小弯和十二指肠上部的双层腹膜。此歌诀描述了小网膜的形态和位置（图Ⅱ-33）。

【肝门下方小网展，双层腹膜形如扇】

　　"小网"指小网膜，即小网膜位于肝门下方，由双层腹膜构成，形如扇面状。

【左侧连于胃小弯，右侧指肠上部连】

　　小网膜下端的左侧部连于胃小弯，右侧部连于"指肠上部"，即连于十二指肠上部。

169 肝十二指肠韧带

小网右部游离缘，缘后网膜孔贯穿，
缘内细看结构三？门脉固有胆总管，
门脉位居后中间，另二分列左右前。

释义：

肝十二指肠韧带是从肝门至十二指肠上部的双层腹膜，即小网膜的右侧部分。此歌诀描述了肝十二指肠韧带的位置、形态和有关的重要结构。

【小网右部游离缘】

"小网右部"指小网膜右侧部分，即十二指肠韧带是小网膜的右侧部分（肝门与十二指肠之间的双层腹膜），其右侧为游离缘。

【缘后网膜孔贯穿】

紧贴游离缘的后方是网膜孔，在此将右侧的大腹膜腔和左侧的网膜囊（小腹膜腔）贯通。

【缘内细看结构三？门脉固有胆总管】

在游离缘的双层腹膜内夹有"结构三"，即肝门静脉、肝固有动脉、胆总管等重要结构。

【门脉位居后中间，另二分列左右前】

肝门静脉、肝固有动脉和胆总管三者的位置关系为：**肝门静脉**居于后方中间，"另二"指**肝固有动脉**和**胆总管**，分别位于左前方和右前方。

170 大网膜

> 胃大弯到横结肠，四层腹膜围裙状，
> 裙可移动找病灶，内含血管和脂肪。

释义：

　　大网膜是连于胃大弯至横结肠之间形如裙状的四层腹膜结构。此歌诀描述了大网膜的位置和主要结构特点（图Ⅱ-33）。

【胃大弯到横结肠，四层腹膜围裙状】

　　大网膜连于胃大弯至横结肠之间，由四层腹膜构成，形似围裙状。

【裙可移动找病灶】

　　"裙"寓意为大网膜，当腹膜腔有炎症时，大网膜可向病变处移动并将之包围，有限制炎症扩散的功能。

【内含血管和脂肪】

　　大网膜内含有丰富的血管和脂肪。

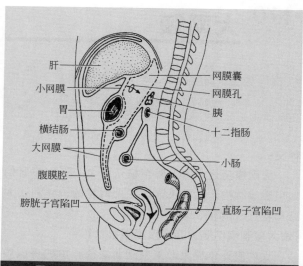

肝

小网膜

胃

横结肠

大网膜

腹膜腔

膀胱子宫陷凹

网膜囊

网膜孔

胰

十二指肠

小肠

直肠子宫陷凹

图Ⅱ-33　腹膜示意图（正中矢状切面，女）

171 网膜囊

前后扁隙网膜囊，小网膜与胃后方，
囊后横结胰左肾，上见膈下肝尾状，
网膜孔贯腹膜腔。

释义：

　　网膜囊是位于小网膜和胃后方的扁窄间隙，属于**腹膜腔**的一部分，又称小腹（膜）腔。此歌诀描述了网膜囊的大体位置和前、后、上方的主要毗邻（图Ⅱ-33）。

【前后扁隙网膜囊，小网膜与胃后方】

　　网膜囊是腹膜形成的扁窄的间隙，位于小网膜和胃的后方。

【囊后横结胰左肾，上见膈下肝尾状】

　　网膜囊的后方主要毗邻"横结""胰""左肾"，即横结肠、胰、左肾和左肾上腺等器官。上方毗邻膈和肝尾状叶。

【网膜孔贯腹膜腔】

网膜囊借其右侧的**网膜孔**与腹膜腔的其他部分（大腹膜腔）相通。

第三部分

脉管系统

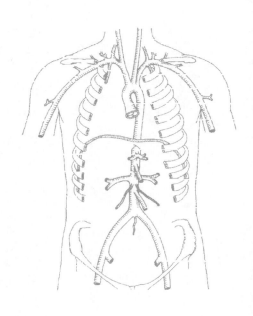

172 二尖瓣与三尖瓣

> 左二右三房室瓣，瓣底附于纤维环，
> 瓣缘腱索乳头肌，四位复合血不返。

释义：

二尖瓣与三尖瓣是分别位于左房室口和右房室口的三角形瓣膜。此歌诀描述了二尖瓣与三尖瓣的位置和有关的结构（图Ⅲ-1、图Ⅲ-2）。

【左二右三房室瓣】

左房室口的瓣膜称二尖瓣，右房室口的瓣膜称三尖瓣。

【瓣底附于纤维环】

左房室口、右房室口周围有纤维结缔组织形成的**纤维环**，二尖瓣和三尖瓣各瓣膜的底部均附着于纤维环。

【瓣缘腱索乳头肌】

"瓣缘"即各瓣膜的边缘（游离缘），朝向心室腔一侧，并经"腱索"连于心室壁内面的"乳头肌"。

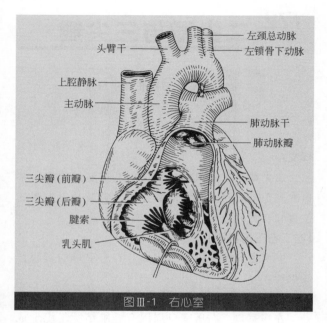

左颈总动脉
左锁骨下动脉
头臂干
上腔静脉
主动脉
肺动脉干
肺动脉瓣
三尖瓣(前瓣)
三尖瓣(后瓣)
腱索
乳头肌

图Ⅲ-1　右心室

【四位复合血不返】

　　纤维环、二尖瓣和三尖瓣、腱索、乳头肌在功能上是一个整体，称为二尖瓣复合体和三尖瓣复合体，具有维持瓣膜正常开启、关闭和防止血液逆流的重要功能。

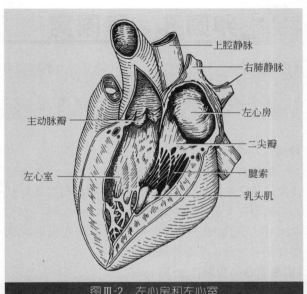

图Ⅲ-2　左心房和左心室

173 卵圆孔、卵圆窝

> 出生前后孔变窝，孔贯两房右向左，
> 孔闭留窝一毫薄，间隔中下右房侧。

释义：

卵圆窝是房间隔中下部右心房侧的一个卵圆形浅窝，为房间隔最薄处，是胚胎时期右心房通向左心房的卵圆孔闭合后的遗迹（一般在出生后一岁左右闭合）。此歌诀介绍了出生前后卵圆孔到卵圆窝的变化和位置、形态特点。

【出生前后孔变窝】

"孔"指（胎儿时期的）卵圆孔，"窝"指**卵圆窝**，即卵圆窝是胚胎时期卵圆孔闭合后的遗迹。

【孔贯两房右向左】

"孔贯两房"指卵圆孔使**右心房**与**左心房**相贯通，即（胎儿时期）血流借卵圆孔由右心房导入左心房。

【孔闭留窝一毫薄，间隔中下右房侧】

"一毫薄"比喻卵圆窝处房间隔最薄仅 1mm，

"间隔"指**房间隔**，"右房"指右心房，即卵圆孔闭合留下的遗迹为卵圆窝，此窝位于房间隔中下部右心房侧，是房间隔最薄处，仅 1mm 左右。

174 心壁厚度

房室右左似如田，二、三、三四再乘三。

释义：

心肌是构成心壁的主要部分，由于功能不同，心房壁较薄，心室壁较厚，左心室壁最厚。此歌诀描述了四部分心壁的厚度。

【房室右左似如田】

示意图上，四个心腔的大体位置似如"田"字，将组成"田"字的四个"口"字比喻为四个心腔，即**右心房、左心房、右心室、左心室**，可按此顺序来记忆各部心壁的厚度。

【二、三、三四再乘三】

按上述顺序，"二"即右心房壁为 2mm，"三"即左心房壁为 3mm，"三四"即右心室壁为 3～4mm，"再乘三"即左心室壁为 9～12mm ［即(3～4)mm×3＝9～12mm］。

175 心壁支架

两个三角四个环，瓣膜心肌各自连，
环在瓣膜四个口，角在主动房室间，
纤维支架似骨骼，房肌室肌不续延。

释义：

心壁的纤维支架由结缔组织构成，又称纤维骨骼，在肺动脉口、主动脉口、左房室口和右房室口周围形成四个**纤维环**，并在主动脉口与左房室口之间形成**左纤维三角**；在主动脉口与左房室口、右房室口之间形成**右纤维三角**。此歌诀描述了心壁纤维支架的位置和功能（图Ⅲ-3）。

【两个三角四个环，瓣膜心肌各自连】

心壁纤维支架包括左纤维三角、右纤维三角和位于肺动脉口、主动脉口、左房室口、右房室口的四个纤维环。这些结构作为各心瓣膜和心房肌、心室肌的附着处。

【环在瓣膜四个口，角在主动房室间】

"环"（即四个纤维环）的位置分别位于心"瓣

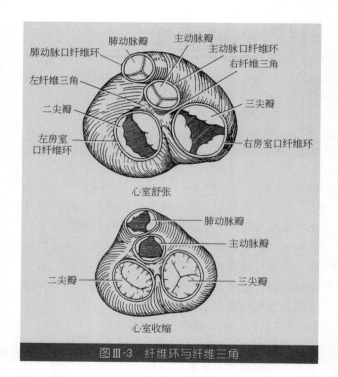

肺动脉瓣

主动脉瓣

肺动脉口纤维环

主动脉瓣

主动脉口纤维环

左纤维三角

右纤维三角

二尖瓣

三尖瓣

左房室口纤维环

右房室口纤维环

心室舒张

肺动脉瓣

主动脉瓣

二尖瓣

三尖瓣

心室收缩

图Ⅲ-3　纤维环与纤维三角

膜四个口"，即具有瓣膜的左房室口、右房室口、主动脉口和肺动脉口。"角"即两个纤维三角，其位置在"主动"和"房室"（即主动脉口与左房室口、右房室口）之间。

【纤维支架似骨骼，房肌室肌不续延】

纤维支架又称心骨骼。由于心房肌和心室肌单独附着于纤维支架，使心房肌和心室肌不互相延续，因此可分别收缩。

176 窦房结

> 窦房结为起搏点，上腔根部右房间，
> 心外膜下细寻觅，形态狭长扁椭圆。

释义：

　　窦房结是心传导系的重要部分，是心兴奋的正常起搏点。此歌诀描述了窦房结的位置、形态和功能（图Ⅲ-4）。

【窦房结为起搏点】

　　窦房结为心兴奋的正常起搏点。

【上腔根部右房间】

　　窦房结的位置在上腔静脉根部与右心房之间。

【心外膜下细寻觅，形态狭长扁椭圆】

　　窦房结位于心外膜深方，其形态呈扁椭圆形。

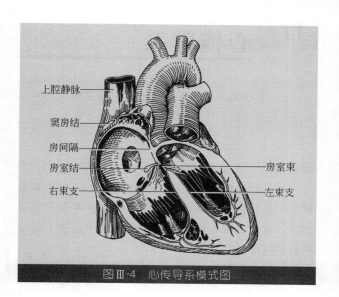

上腔静脉

窦房结

房间隔

房室结

右束支

房室束

左束支

图Ⅲ-4 心传导系模式图

177　心传导系

窦房结、结间束，房室结、房室束，
室间隔分左右支，普肯野达室各处。

释义：

　　心传导系位于心壁内，由特殊分化的心肌细胞构成，主要包括**窦房结**、**房室结**、**房室束**及分支等部分。此歌诀按心传导系各结构的顺序描述了各部的名称（图Ⅲ-4）。

【窦房结、结间束，房室结、房室束】

　　窦房结为正常心的起搏点。结间束为连接窦房结与房室结之间的纤维。房室结位于房间隔下部右侧心内膜深方。房室束起于房室结，是心房至心室的通路。

【室间隔分左右支，普肯野达室各处】

　　房室束沿室间隔膜部后下缘至室间隔肌质部上缘分为"左右支"（即左束支和右束支），再分散形成"普肯野"（即 Purkinje 纤维网），其末端与乳头肌和心室壁各部的一般心肌相连。

178　冠状动脉

> 右窦发右冠，
>
> 窦房圆锥右室前，右缘左室后后室间。
>
> 左窦发左冠，
>
> 圆锥室前前室间，旋支左室后左缘。

释义：

　　左冠状动脉和右冠状动脉均发自升主动脉、行于冠状沟并分支达心各部，是营养心的血管。此歌诀简要表述了右冠状动脉和左冠状动脉的起始处和主要分支名称（图Ⅲ-5、图Ⅲ-6）。

【右窦发右冠】

　　"右窦"指位于主动脉根部的主动脉右窦，由此发出"右冠"，即**右冠状动脉**。

【窦房圆锥右室前，右缘左室后后室间】

　　右冠状动脉的分支主要有"窦""房""圆锥""右室前"，即**窦房结支、房室结支、动脉圆锥支、右室前支**；还有"右缘""左室后"和"后室间"，

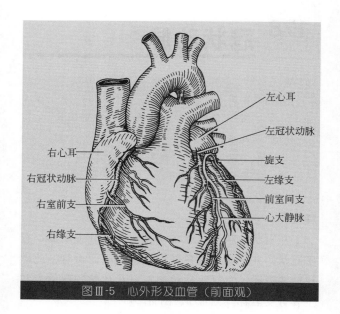

图Ⅲ-5　心外形及血管（前面观）

左心耳
左冠状动脉
旋支
左缘支
前室间支
心大静脉

右心耳
右冠状动脉
右室前支
右缘支

即右缘支、左室后支和后室间支。

【左窦发左冠】

　　"左窦"指主动脉左窦，由此发出的分支为"左冠"，即**左冠状动脉**。

【圆锥室前前室间，旋支左室后左缘】

　　左冠状动脉的分支主要有"圆锥""室前"和"前室间"，即**动脉圆锥支，左室前支、右室前支**，

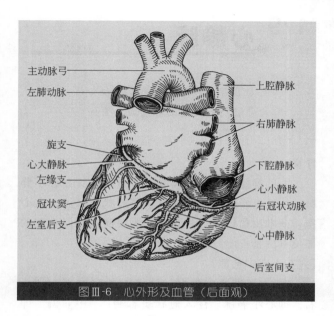

主动脉弓
左肺动脉
旋支
心大静脉
左缘支
冠状窦
左室后支

上腔静脉
右肺静脉
下腔静脉
心小静脉
右冠状动脉
心中静脉
后室间支

图Ⅲ-6　心外形及血管（后面观）

前室间支；此外还有"旋支""左室后""左缘"，
即旋支、左室后支、左缘支。

179 心静脉

大左小右中右偏，若干最小和心前，
前者汇聚冠状窦，后者右房自回还。

释义：

心的静脉主要有**心大静脉**、**心中静脉**和**心小静脉**，均汇入心膈面的**冠状窦**，经冠状窦口注入**右心房**。此歌诀描述了心静脉的主要属支及返回心腔的部位（图Ⅲ-6）。

【大左小右中右偏】

"大左"即心大静脉，注入冠状窦左端；"小右"即心小静脉，注入冠状窦右端；"中右偏"即心中静脉，注入冠状窦偏右端。

【若干最小和心前】

"最小"指位于心壁内的小静脉，称**心最小静脉**，这些静脉直接开口于心各腔（主要是右心房）。"心前"指起于右心室前壁的**心前静脉**。

【前者汇聚冠状窦】

"前者"指心大静脉、心中静脉和心小静脉，均注入冠状窦。

【后者右房自回还】

　　"后者"指心最小静脉和心前静脉，多直接注入右心房。

180 心的体表投影

> 从左向右、二、三、五、六，
>
> 四点连线，形似拳头。

释义：

心的体表投影一般由四点（即左上点、右上点、左下点和右下点）来表示，进而了解心在胸前壁的投影。此歌诀简洁概括了关键的四个数字，帮您记住以上四点的位置（图Ⅲ-7）。

【从左向右，二、三、五、六】

以从左向右的顺序记忆心投影四点与肋软骨、肋间隙或胸肋关节的位置关系为"二""三""五""六"，即①左上点：在左侧第2肋软骨的下缘（距胸骨左缘约1.2cm）；②右上点：在右侧第3肋软骨上缘（距胸骨右缘1cm）；③左下点：在左侧第5肋间隙（左锁骨中线内侧1～2cm）；④右下点：在右侧第6胸肋关节处。

【四点连线，形似拳头】

以上四点的弧形连线即可粗略勾画出心的上下

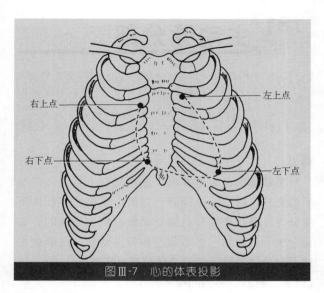

右上点

左上点

右下点

左下点

图Ⅲ-7 心的体表投影

界和左右界。

181 主动脉分部

升到二胸肋，弓到四椎下，

降部分胸腹，四腰左右髂。

释义：

主动脉由左心室发出，先斜向右上，再弯向左后沿脊柱左前方下降穿膈入腹腔，至第4腰椎体下缘分为左髂总动脉和右髂总动脉。依主动脉的行程可分为升主动脉、主动脉弓和降主动脉。此歌诀描述了划分主动脉各部的具体位置（图Ⅲ-8）。

【升到二胸肋，弓到四椎下】

升主动脉向右前上方"升到二胸肋"（即升至右侧第2胸肋关节）后方移行为主动脉弓；从右侧第2胸肋关节向上"弓到四椎下"，即弓形到第4胸椎体下缘，此段为**主动脉弓**。

【降部分胸腹，四腰左右髂】

降主动脉以膈为界划分为**胸主动脉**和**腹主动脉**。降主动脉在"四腰左右髂"即至第4腰椎体下缘处分为左髂总动脉和右髂总动脉。

182 主动脉弓上方三分支

> 弓上三支箭，首支头臂干，
>
> 左侧颈总锁骨下，右侧颈锁干是源。

释义：

从**主动脉弓**的凸侧向上发出三条较大的分支，自右向左依次为**头臂干**、**左颈总动脉**和**左锁骨下动脉**。此歌诀以弓上之箭寓意三分支的排列位置（图Ⅲ-8）。

【弓上三支箭，首支头臂干】

在主动脉弓的上方有三条分支，犹如"弓上三支箭"；"首支"即自右向左的第一支，为头臂干（又称无名动脉）。

【左侧颈总锁骨下】

按自右向左的顺序，第二支为"左侧颈总"，即左颈总动脉；第三支为"锁骨下"，即左锁骨下动脉。

【右侧颈锁干是源】

"右侧颈锁"即右**颈总动脉**和右**锁骨下动脉**，"干是源"即二者是头臂干的分支。

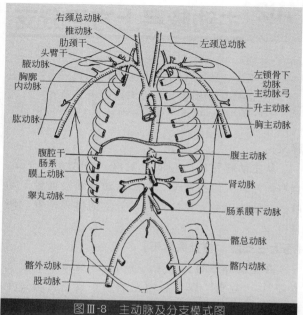

右颈总动脉
椎动脉
肋颈干
头臂干
腋动脉
胸廓
内动脉
肱动脉

左颈总动脉

左锁骨下
动脉
主动脉弓
升主动脉
胸主动脉

腹腔干
肠系
膜上动脉
睾丸动脉

腹主动脉

肾动脉

肠系膜下动脉

髂总动脉

髂外动脉
股动脉

髂内动脉

图Ⅲ-8　主动脉及分支模式图

183 颈外动脉分支

> 甲舌面枕耳咽升，颞浅上颌为两终。
> 角前弓根触搏动，上颌要支脑膜中。

释义：

颈外动脉起自颈总动脉，上行达下颌颈高度分为颞浅动脉和上颌动脉二终支。此歌诀简洁概括了颈外动脉的分支。

【甲舌面枕耳咽升】

颈外动脉的分支有"甲舌面枕耳咽升"，即**甲状腺上动脉、舌动脉、面动脉、枕动脉、耳后动脉**和**咽升动脉**。

【颞浅上颌为两终】

颈外动脉的两终支为**颞浅动脉**和**上颌动脉**。

【角前弓根触搏动】

颈外动脉的分支中有两处位置较为表浅，可在体表触其搏动，其一为面动脉行于"角前"，即下颌角前方咬肌前缘处；其二在颞浅动脉上行至"弓根"，即颧弓根部外耳门前上方。

【上颌要支脑膜中】

脑膜中动脉是上颌动脉的分支之一，分出后由棘孔入颅，十分重要，故此纳入歌诀，提请留意。

184 锁骨下动脉

胸锁后方弓一肋，顶前角隙辨其位，
入颅分支名叫椎，向下胸廓内，
甲状颈干肋颈干，外行肩胛背。

释义：

锁骨下动脉从胸锁关节后方斜向外至颈根部，呈弓状跨过**胸膜顶**前方，穿**斜角肌间隙**至第 1 肋外缘延续为**腋动脉**。此歌诀描述了锁骨下动脉的走行和主要分支。

【胸锁后方弓一肋】

右锁骨下动脉在"胸锁后方"（即胸锁关节后方）由头臂干分出（左锁骨下动脉略长，直接起于主动脉弓），"弓一肋"即向上外呈弓形至第 1 肋外缘延续为腋动脉。

【顶前角隙辨其位】

以上弓形的一段行经"顶前"（即胸膜顶前方），穿过"角隙"（即斜角肌间隙）。

【入颅分支名叫椎，向下胸廓内】

锁骨下动脉的最大分支名为**椎动脉**（该动脉从前斜角肌内侧发出，向上穿行第 6～1 颈椎横突孔，由枕骨大孔入颅腔）。在椎动脉的起始处，锁骨下动脉向下发出分支，即**胸廓内动脉**。

【甲状颈干肋颈干，外行肩胛背】

锁骨下动脉另外的分支有**甲状颈干**、**肋颈干**和"外行肩胛背"即行向外侧的**肩胛背动脉**。

185 腋动脉

一肋外缘大圆下，腋窝深部臂丛夹，
分为三段借胸小，三胸二旋一肩胛。

释义：

　　腋动脉是锁骨下动脉的延续，始于第 1 肋外缘，行向外下方至大圆肌或背阔肌下缘再移行为**肱动脉**。此歌诀描述了腋动脉的行径和主要分支名称。

【一肋外缘大圆下】

　　腋动脉始于第 1 肋外缘，至"大圆下"（即大圆肌和背阔肌下缘）移行为肱动脉。

【腋窝深部臂丛夹】

　　腋动脉行于腋窝深方，与**臂丛**密切毗邻，"臂丛夹"比喻臂丛三束从内、外、后三方包围腋动脉。

【分为三段借胸小】

　　腋动脉行于**胸小肌**深方，借此毗邻关系可将腋动脉分为三段。

【三胸二旋一肩胛】

腋动脉的分支主要可归纳为"三胸",即**胸最上动脉**、**胸肩峰动脉**和**胸外侧动脉**;"二旋"即**旋肱前动脉**和**旋肱后动脉**;"一肩胛"即**肩胛下动脉**。

186 掌深弓与掌浅弓

桡终支深尺终浅，各一分支名相反，

四支血管吻二弓，二弓命名终支断。

释义：

　　掌深弓和**掌浅弓**是**桡动脉、尺动脉**及其分支在手掌吻合形成的两个血管弓。掌深弓由桡动脉末端（终支）与尺动脉掌深支吻合而成；掌浅弓由尺动脉末端（终支）与桡动脉掌浅支吻合形成。此歌诀介绍了二血管弓的组成和记忆它们的规律。

【桡终支深尺终浅，各一分支名相反】

　　桡动脉末端（终支）走行较深，其分支位置较浅，称掌浅支；尺动脉末端（终支）走行较浅，但其分支位置较深，称掌深支。

【四支血管吻二弓，二弓命名终支断】

　　"四支血管"即桡动脉终支与尺动脉掌深支、尺动脉终支与桡动脉掌浅支；"吻二弓"指吻合成两个血管弓，即掌深弓和掌浅弓。"终支断"即把握终支的深浅，顺其判断深浅二弓命名。

187　掌浅弓

> 浅弓源头主为尺，吻合桡动掌浅支，
> 掌腱膜下呈弓形，投影握拳中指指。

释义：

　　掌浅弓的位置较浅，表面除皮肤和浅筋膜外，仅覆盖以**掌腱膜**。在临床中进行手掌切开引流时应予以格外注意，避免损伤血管弓。此歌诀描述了掌浅弓的构成和体表投影。

【浅弓源头主为尺，吻合桡动掌浅支】

　　掌浅弓由尺动脉末端与桡动脉掌浅支吻合形成。

【掌腱膜下呈弓形，投影握拳中指指】

　　掌浅弓位于掌腱膜深方，呈弓形凸向远侧端，其最凸部，以握拳时"中指指"即中指所指处为体表投影。

188 腹主动脉（脏支）分支

脏支双单各有三，双肾上腺肾睾丸，

单有系膜上和下，孔下短粗腹腔干。

释义：

　　腹主动脉是腹部的动脉主干，其分支可分为脏支和壁支两部分。依脏支的分布又分为成对的和不成对的两种。此歌诀按双、单两类概括了腹主动脉脏支的名称（图Ⅲ-8）。

【脏支双单各有三】

　　脏支中成对的有三对，不成对的有三条。

【双肾上腺肾睾丸】

　　"双"指成对脏支，有**肾上腺中动脉**、**肾动脉**和**睾丸动脉**（女性为**卵巢动脉**）。

【单有系膜上和下，孔下短粗腹腔干】

　　"单"指不成对的，"孔"指**主动脉裂孔**，即不成对的脏支有**肠系膜上动脉**、**肠系膜下动脉**和位于主动脉裂孔稍下方，短而粗的**腹腔干**。

189 髂内动脉的分支

闭骶髂臀上下，脐膀直宫阴三叉。

释义：

髂内动脉为一短干，由髂总动脉分出，沿盆腔侧壁下行，其分支分为壁支和脏支两部分。此歌诀概括了主要分支的名称。

【闭骶髂臀上下】

壁支包括**闭孔动脉**、**骶外侧动脉**、**髂腰动脉**、**臀上动脉**和**臀下动脉**。

【脐膀直宫阴三叉】

脏支包括**脐动脉**（出生后远端闭锁，近端发出膀胱上动脉）、**膀胱下动脉**、**直肠下动脉**、**子宫动脉**和**阴部内动脉**。"阴三叉"是指阴部内动脉及该动脉的主要三条分支〔三条分支为**肛门动脉**、**会阴动脉**和**阴茎（蒂）动脉**〕。

190 颈内静脉的颅外属支

颞浅上颌下颌后，腮下前后两分流，
前支汇面入颈内，后随颈外锁下走。

释义：

颈内静脉是颈部最大的静脉干，其属支分为颅内属支和颅外属支两种。颅外属支主要有**面静脉**和**下颌后静脉**。面静脉在下颌角下方与下颌后静脉前支汇合，继而注入颈内静脉；下颌后静脉后支汇入颈外静脉，再注入锁骨下静脉。此歌诀描述了面静脉与下颌后静脉之间的吻合及归属（图Ⅲ-9）。

【颞浅上颌下颌后】

"下颌后"（即下颌后静脉）是由"颞浅"和"上颌"（即**颞浅静脉**与**上颌静脉**）汇合形成。

【腮下前后两分流】

下颌后静脉下行至"腮下"（即腮腺下端）"两分流"（即分为前后两支）。

【前支汇面入颈内，后随颈外锁下走】

下颌后静脉"前支汇面"，即前支汇入面静脉，

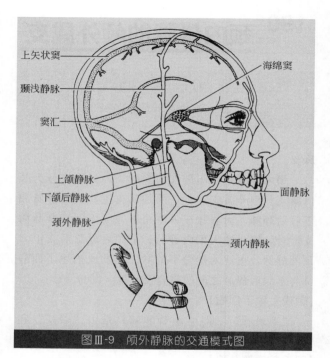

图Ⅲ-9　颅外静脉的交通模式图

"入颈内"即再注入**颈内静脉**；"后随颈外"即后支
与**耳后静脉**等汇合为**颈外静脉**，"锁下走"即最后
汇入**锁骨下静脉**。

191 上肢的浅静脉

> 外头内贵，源于手背，
> 肘横正中，腋肱深汇。

释义：

　　上肢的浅静脉主要有**头静脉**、**贵要静脉**和**肘正中静脉**，在临床应用中有重要意义。此歌诀简要描述了以上静脉的起始处、大体位置与归属（图Ⅲ-10）。

【外头内贵，源于手背】

　　头静脉与贵要静脉均"源于手背"，即起于手背静脉网。"外头"即头静脉行于前臂外侧，"内贵"即贵要静脉行于前臂内侧。

【肘横正中】

　　头静脉和贵要静脉在肘部借斜横于皮下的肘正中静脉贯连。

【腋肱深汇】

　　头静脉与贵要静脉上行穿深筋膜分别"深汇"，即注入深静脉；通常头静脉注入腋静脉，贵要静脉注入肱静脉。学习时可将歌诀第一句和第四句连

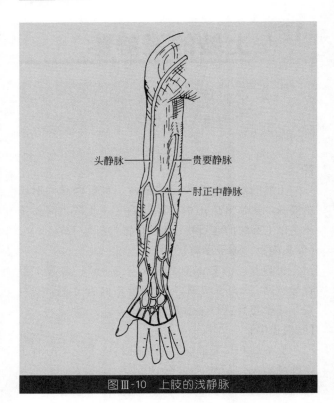

头静脉　　　　贵要静脉

肘正中静脉

图Ⅲ-10　上肢的浅静脉

接，即"外头内贵""腋肱深汇"，此时则更能准确
把握"头"静脉注入"腋"静脉，"贵"要静脉注
入"肱"静脉的规律。

192 奇静脉

上腔平四后有奇，源右腰升腹后壁，
沿椎右上绕肺根，左纳半奇副半奇。
回收何处静脉血？食支气管肋间隙。

释义：

奇静脉起自**右腰升静脉**，贴胸后壁，沿胸椎体
右侧上升，弓形向前经右肺根上方注入上腔静脉。
该静脉是沟通上腔静脉与下腔静脉的重要通道。此
歌诀描述了奇静脉的起源、行径、归属和主要收集
范围（图Ⅲ-11）。

【上腔平四后有奇】

"奇"（即奇静脉）于"平四"（即第4胸椎水
平）自上腔静脉后方注入**上腔静脉**，"后有奇"在
此寓意奇静脉是从上腔静脉后方汇入。

【源右腰升腹后壁，沿椎右上绕肺根】

奇静脉起源于腹后壁的右腰升静脉，"沿椎右
上"（即沿椎体右侧上升）至第4胸椎水平，"绕肺

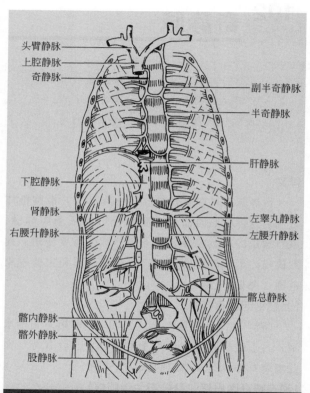

头臂静脉

上腔静脉

奇静脉

副半奇静脉

半奇静脉

肝静脉

下腔静脉

肾静脉

左睾丸静脉

右腰升静脉

左腰升静脉

髂总静脉

髂内静脉

髂外静脉

股静脉

图Ⅲ-11 躯干后壁的静脉

根"（即向前勾绕右肺根）上方注入上腔静脉。

【左纳半奇副半奇】

奇静脉上行途中收纳其左侧的**半奇静脉**和**副半奇静脉**。

【回收何处静脉血？食支气管肋间隙】

奇静脉收集的范围包括食管、支气管和肋间隙等处。

193 大隐静脉

> 大隐足背内踝前，膝内股内纳五浅，
>
> 旋髂腹阴股内外，入股结节下外三。

释义：

　　大隐静脉是下肢中行程最长的浅静脉，起于足背静脉弓，于大腿根部汇入**股静脉**。此歌诀描述了大隐静脉的行径和主要属支（图Ⅲ-12）。

【大隐足背内踝前】

　　大隐静脉在足的内侧缘起于足背静脉弓，经"内踝前"（即内踝前方）上行至小腿内侧。

【膝内股内纳五浅，旋髂腹阴股内外】

　　"膝内"和"股内"指由膝关节内侧上行，再行经股内侧前部，"纳五浅"即行经股部接纳5条浅静脉。5条属支名称为"旋髂""腹""阴""股内外"，即**旋髂浅静脉、腹壁浅静脉、阴部外静脉、股内侧浅静脉**和**股外侧浅静脉**。

【入股结节下外三】

　　"入股"指大隐静脉注入股静脉，其位置在

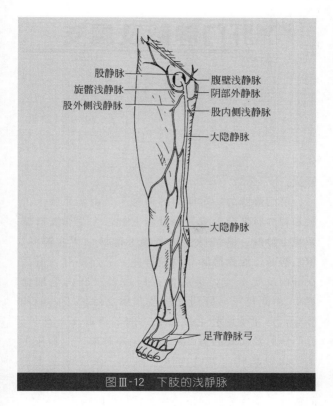

股静脉

旋髂浅静脉

股外侧浅静脉

腹壁浅静脉

阴部外静脉

股内侧浅静脉

大隐静脉

大隐静脉

足背静脉弓

图Ⅲ-12　下肢的浅静脉

"结节下外三"，即耻骨结节下外方 3～4cm 处（在此处穿过隐静脉裂孔表面的筛筋膜注入股静脉）。

194 肝门静脉及属支

系膜上下脾，胃左右附脐，
门脉六八厘，入肝再毛细，
吻合有三处，食管直肠脐。

释义：

　　肝门静脉为一短而粗的静脉干，由肠系膜上静脉和脾静脉汇合形成，经肝门入肝，主要属支有**肠系膜上静脉、脾静脉、肠系膜下静脉、胃左静脉、胃右静脉、胆囊静脉**和**附脐静脉**。肝门静脉入肝后在肝内反复分支，最后汇入肝血窦（肝内毛细血管）。由此可见，肝门静脉及其属支不同于一般的静脉，是介于两种毛细血管之间的静脉干。此外，肝门静脉及属支的另一特点是无静脉瓣，故临床中某些病引起肝门静脉内压升高时，血液可发生逆流。此歌诀描述了肝门静脉属支、主要特征和与上腔静脉、下腔静脉的三处吻合（图Ⅲ-13）。

【系膜上下脾，胃左右附脐】

　　肝门静脉的属支有肠系膜上静脉、肠系膜下静

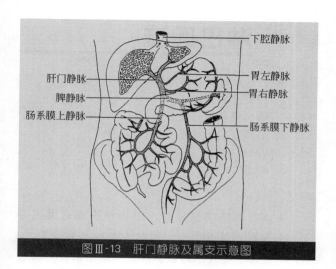

图Ⅲ-13 肝门静脉及属支示意图

脉、脾静脉、胃左静脉、胃右静脉和附脐静脉等。

【门脉六八厘，入肝再毛细】

肝门静脉长约 6～8cm，由肝门入肝后"再毛细"，即反复分支，最后汇入肝血窦。

【吻合有三处，食管直肠脐】

肝门静脉与上腔静脉、下腔静脉的吻合主要有"食管""直肠"和"脐"三处，即食管静脉丛、直肠静脉丛和脐周静脉网。

195 淋巴回流

两条导管收九干，胸导收六右收三，
右三淋巴源何处？右臂头颈胸右半，
胸导收六自明断。

释义：

人体有两条淋巴导管，即胸导管和右淋巴导管。全身有 9 条淋巴干，其中 6 条注入胸导管，3 条注入右淋巴导管。此歌诀描述了两条淋巴导管收纳淋巴的大致范围（图Ⅲ-14）。

【两条导管收九干，胸导收六右收三】

全身 9 条淋巴干汇合成两条淋巴导管。其中"胸导收六"即胸导管收集范围广泛，接纳 6 条淋巴干；"右收三"即右淋巴导管仅收纳 3 条淋巴干。

【右三淋巴源何处？右臂头颈胸右半】

注入右淋巴导管的 3 条淋巴干收集淋巴的范围是"右臂头颈"（即右上肢和右头颈部）和"胸右半"（即右半胸，包括右半侧胸壁、右肺和右半心

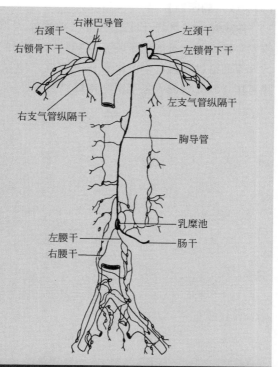

图Ⅲ-14 胸导管及右淋巴导管示意图

等），接纳人体约 1/4 的淋巴回流。

【胸导收六自明断】

除上述 3 条淋巴干汇入右淋巴导管外，"胸导收六"即其他 6 条淋巴干均汇入胸导管，接纳人体约 3/4 的淋巴回流。学习时记住了右淋巴导管的收集范围，胸导管的收集范围则自然"明断"。

196 乳糜池

> 观池腰一腹后壁，两腰一肠汇乳糜，
> 上端发出胸导管，穿膈跨胸颈左移。

释义：

　　乳糜池是**胸导管**起始的膨大处，位于第 1 腰椎的前方。此歌诀描述了乳糜池的位置、接纳的淋巴干和淋巴流向（图Ⅲ-14）。

【观池腰一腹后壁】

　　"观池"在此寓意乳糜池的位置，乳糜池位于腹后壁第 1 腰椎的前方。

【两腰一肠汇乳糜】

　　乳糜池由左腰干、右腰干和一条肠干汇合形成。

【上端发出胸导管，穿膈跨胸颈左移】

　　乳糜池上端发出胸导管，"穿膈""跨胸"即穿过膈主动脉裂孔入胸腔上行，"颈左移"指胸导管出胸廓上口至颈部左侧（注入左**静脉角**）。

197 胸导管

胸导跨胸路径遥，源乳糜池在一腰，
动脉裂孔穿膈肌，脊柱前方右左摇，
颈根左侧纳三干，弓形入左静脉角。

释义：

胸导管是全身最大的淋巴管，起于腹后壁**乳糜池**，行径较长，最后注入左**静脉角**。此歌诀描述了胸导管的起始处、行径和归属（图Ⅲ-14）。

【胸导跨胸路径遥，源乳糜池在一腰】

"胸导"即胸导管，起于第 1 腰椎前方的乳糜池，其行径"跨胸"，即途经胸腔至颈根部，路径颇长。

【动脉裂孔穿膈肌，脊柱前方右左摇】

胸导管穿过膈主动脉裂孔入胸腔，沿脊柱右前方上升，至第 5 胸椎体附近转向脊柱左侧继续上行，"右左摇"寓意该管沿脊柱上行时先在右侧而后在左侧的特征。

【颈根左侧纳三干，弓形入左静脉角】

胸导管在颈根部，呈弓状弯曲注入左静脉角。在注入左静脉角之前"纳三干"，即有左支气管纵隔干、左锁骨下干和左颈干汇入。

198 头部的淋巴结

枕乳腮腺下颌颏，头面汇入颈外侧。

释义：

头部的**淋巴结**多位于头颈交界处，由后向前依次有枕淋巴结、乳突淋巴结、腮腺淋巴结、下颌下淋巴结和颏下淋巴结。此歌诀简洁表述了各淋巴结的名称及输出淋巴管的去向。

【枕乳腮腺下颌颏】

头部的淋巴结主要有**枕淋巴结**、**乳突淋巴结**、**腮腺淋巴结**、**下颌下淋巴结**和**颏下淋巴结**。

【头面汇入颈外侧】

以上诸淋巴结收纳头面部的浅淋巴和深淋巴，其输出管直接或间接汇入**颈外侧淋巴结**。

199 脾的位置

> 九至十一肋恰对脾，正常弓下不可及，
> 膈面隆凸脏面门，上缘前部脾切迹。

释义：

脾是人体重要的淋巴器官，位于左季肋区第9~11肋的深面，正常脾在肋弓下不可触及。此歌诀描述了脾的位置和大体形态（图Ⅲ-15）。

【九至十一肋恰对脾，正常弓下不可及】

脾恰与左侧第9~11肋相对，正常情况在左肋弓下不能触及。

【膈面隆凸脏面门】

脾的形态分为两面，膈面隆凸朝向外上，贴于膈穹下面；脏面凹陷，其中央有**脾门**，是脾的血管和神经进出的部位。

【上缘前部脾切迹】

脾上缘前部有2~3个**脾切迹**，是临床上触诊脾的重要标志。

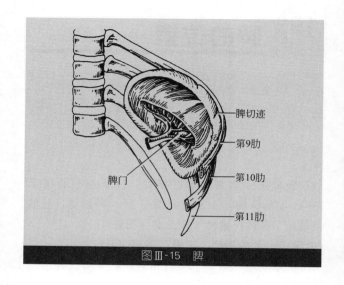

脾切迹

第9肋

脾门

第10肋

第11肋

图Ⅲ-15 脾

200 胸腺的形态位置

上纵大部前纵小，锥形左右长扁条。

释义：

胸腺位于胸腔，近似锥体形，分为不对称的两叶。此歌诀描述了胸腺的位置和形态。

【上纵大部前纵小】

胸腺大部分位于上纵隔，小部分向下延伸至前纵隔。

【锥形左右长扁条】

胸腺的形态为锥体形，分为左叶和右叶，呈长扁条状。

第四部分

感觉器

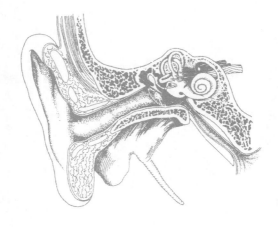

201 虹膜平滑肌与睫状肌

虹膜内肌两平滑，副括约与交开大，
睫肌收缩突向内，带松晶体曲度加。

释义：

虹膜内有两种不同方向的平滑肌，一种环绕瞳孔周围，称**瞳孔括约肌**，可使瞳孔缩小；另一种呈辐射状，称**瞳孔开大肌**，可使瞳孔开大。**睫状体**内的平滑肌称**睫状肌**，收缩时可影响到**晶状体**的曲度。此歌诀描述了瞳孔括约肌与瞳孔开大肌的神经支配和睫状肌的功能。

【虹膜内肌两平滑，副括约与交开大】

虹膜内有两种平滑肌，其中"副括约"即瞳孔括约肌由副交感神经支配；"交开大"即瞳孔开大肌由交感神经支配。

【睫肌收缩突向内，带松晶体曲度加】

"睫肌"（即睫状肌）收缩时可牵拉脉络膜向前，"突向内"即睫状突向内，致使"带松"（即睫状小带松弛），从而放松对晶状体的牵拉，晶状体富有弹性则曲度增加。

202 视神经盘

视神出球留视盘，色白圆隆血管穿，
眼底内侧可寻觅，盘无感光称盲点。

释义：

视神经盘（又称视神经乳头）是视网膜后部视神经起始处呈现的白色圆形隆起。此歌诀描述了视神经盘的位置和主要形态特点（图Ⅳ-1）。

【视神出球留视盘】

在视网膜视部偏鼻侧，"视神出球"指**视神经**穿出眼球的部位，"留视盘"寓意此处称视神经盘。

【色白圆隆血管穿】

视神经盘呈白色圆形隆起。"血管穿"即中央有**视网膜中央动脉**和**中央静脉**穿过。

【眼底内侧可寻觅】

视神经盘的位置在眼底稍偏内侧（鼻侧）。

【盘无感光称盲点】

视神经盘处无感光细胞，在生理学上称为**盲点**。

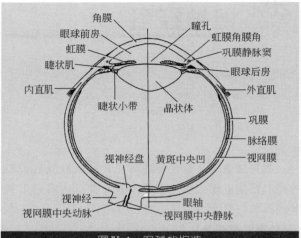

图Ⅳ-1　眼球的构造

203 黄斑

> 颞侧偏下沿视盘，3.5 毫寻黄斑，
> 视力敏锐中央凹，唯有视锥光色辨。

释义：

　　黄斑在视神经盘的颞侧稍下方，其中央凹陷称**中央凹**，是视觉最敏锐部。此歌诀可以帮助您记忆黄斑的位置和功能（图Ⅳ-1）。

【颞侧偏下沿视盘，3.5 毫寻黄斑】

　　在视神经盘的颞侧稍偏下方 3.5mm 处有一黄色小区，即黄斑。

【视力敏锐中央凹，唯有视锥光色辨】

　　黄斑的中央凹是视觉的最敏锐部，此处只有视锥细胞（无视杆细胞），能感光辨色。

204 房水循环

房水生成在睫状，后房瞳孔到前房，
前房角处疑无路，巩静脉窦环路畅，
睫前静脉眼静脉……何愁无去向。
房水功能可屈光，维持眼压供营养。
房水循环若有障，眼压升高致青光。

释义：

　　房水是充满眼房内的液体，产生于**睫状体**，最后进入**巩膜静脉窦**汇入眼静脉，并保持循环不断更新。此歌诀描述了房水的循环路径及功能（图Ⅳ-1）。

【房水生成在睫状，后房瞳孔到前房】

　　房水产生于"睫状"（即睫状体），从"后房"经"瞳孔"到"前房"。

【前房角处疑无路，巩静脉窦环路畅】

　　在**前房角**（又称**虹膜角膜角**）处"疑无路"，即房水似乎无路可寻，但房水可由前房角渗入巩膜静脉窦（巩膜静脉窦是巩膜与角膜交界处深部的环行细管）。

【睫前静脉眼静脉……何愁无去向】

巩膜静脉窦的房水借睫前静脉再汇入眼静脉……回归静脉系。

【房水功能可屈光，维持眼压供营养】

房水的功能具有屈光、维持眼压及输送营养物质等。

【房水循环若有障，眼压升高致青光】

房水循环障碍可引起眼内压升高，压迫视网膜，导致青光眼。

205 眼球外肌

> 直肌顺向斜逆向，内外直肌最如常，
> 上下直肌顺偏内，上下斜肌逆外张。

释义：

眼球外肌是指位于眼球周围的骨骼肌，其中直接运动眼球的有 6 条：**上直肌**、**下直肌**、**内直肌**、**外直肌**、**上斜肌**和**下斜肌**。此歌诀归纳了各肌牵拉眼球方向的基本特征，当对 6 条眼外肌功能的记忆模糊时，歌诀可帮您把握各肌的作用。

【直肌顺向斜逆向】

各直肌牵拉眼球的基本方向为"顺向"，即与肌名称表述的方向相同。两条斜肌牵拉眼球的方向为"逆向"，即与肌名称表述的方向相反。

【内外直肌最如常】

内直肌和外直肌的作用"最如常"，即最符合上述原则，也就是内直肌使瞳孔转向内侧，外直肌使瞳孔转向外侧。

【上下直肌顺偏内】

"顺偏内"意指上直肌和下直肌除对眼球有顺向牵拉作用外，尚可使眼球偏向内侧，即上直肌使瞳孔转向上内，下直肌使瞳孔转向下内。

【上下斜肌逆外张】

"逆外张"意指上斜肌和下斜肌除对眼球有逆向牵拉作用外，尚可使眼球偏向外侧，即上斜肌使瞳孔转向下外方（因肌腱附于眶内侧壁前上方的纤维滑车所致），下斜肌使瞳孔转向上外方。

206 鼓室六壁 （1）

> 外有鼓膜内两窗，前动咽管后窦房，
>
> 上鼓室盖下静脉，岩内六壁含气腔。

释义：

鼓室是颞骨岩内的含气小腔，有 6 个壁，毗邻结构颇为复杂。此歌诀按外、内、前、后、上、下的顺序概括了 6 个壁及毗邻的结构（图IV-2）。

【外有鼓膜内两窗】

外侧壁主要为**鼓膜**。内侧壁有"两窗"，即**前庭窗**（卵圆窗）和**蜗窗**（圆窗）。

【前动咽管后窦房】

前壁邻"动咽管"（即**颈动脉管**和**咽鼓管**）开口。后壁有"窦"（即**乳突窦**）的入口，再向后通"房"（即**乳突小房**）。

【上鼓室盖下静脉】

上壁称**鼓室盖**；下壁借薄骨板与**颈内静脉**起始部相隔，可称为颈静脉壁。

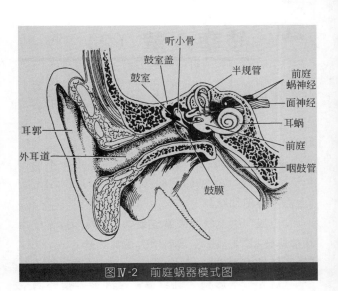

图Ⅳ-2 前庭蜗器模式图

207 鼓室六壁 (2)

> 上盖下静前动脉，后乳外鼓内侧迷。

释义：

此歌诀按上、下、前、后、外侧、内侧不同方位介绍了鼓室 6 个壁的名称（图Ⅳ-2）。

【上盖下静前动脉】

"上盖"指上壁为**鼓室盖壁**；"下静"指下壁为**颈静脉壁**；"前动脉"指前壁为**颈动脉壁**。

【后乳外鼓内侧迷】

"后乳"指后壁为**乳突壁**；"外鼓"指外侧壁（大部分）为**鼓膜壁**；"内侧迷"指内侧壁为**迷路壁**（是内耳的外壁）。

208 三个半规管方位

三半规管前外后，前垂后顺岩长轴，
外管最短位水平，五个垂直尽感受。

释义：

3 个半规管是内耳中 3 个半环形的小管，包括外面的骨性小管（**骨半规管**）和套在里面的膜性小管（**膜半规管**）。3 个半规管的方位是相互垂直的。此歌诀描述了 3 个半规管的名称和方位（图Ⅳ-3、图Ⅳ-4）。

【三半规管前外后】

3 个半规管依其方位分别称"前外后"，即前半规管、外半规管和后半规管。

【前垂后顺岩长轴】

前半规管的方位"垂"直于颞骨岩部长轴；后半规管的方位"顺岩长轴"，即与颞骨岩部长轴平行。

【外管最短位水平】

外半规管呈水平位，长度在 3 个半规管中最短。

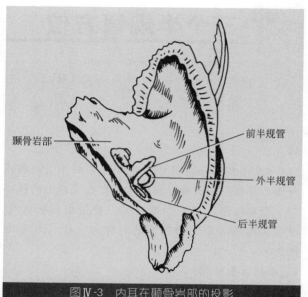

图Ⅳ-3 内耳在颞骨岩部的投影

【五个垂直尽感受】

　　5 个相互垂直的方位是：前半规管、后半规管与外半规管三者相互垂直；两侧前半规管所在的平面向后延长相互垂直；两侧后半规管所在的平面向前延长相互垂直。由于两侧内耳 3 个半规管独特的位置关系使人尽可感受头部各个方位的感觉。

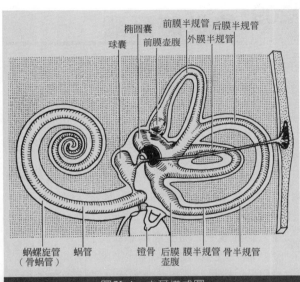

图Ⅳ-4　内耳模式图

椭圆囊　前膜半规管　后膜半规管
球囊　前膜壶腹　外膜半规管

蜗螺旋管　蜗管　镫骨　后膜　膜半规管　骨半规管
（骨蜗管）　　　　壶腹

209 位觉感受器

> 三管五脚壶腹三，膜壶腹嵴感头旋，
> 前庭内有二囊斑，感受变速在直线。

释义：

位觉感受器位于内耳膜半规管与椭圆囊、球囊内。此歌诀描述了这些感受器的位置和功能（图Ⅳ-4）。

【三管五脚壶腹三，膜壶腹嵴感头旋】

"三管""五脚"和"壶腹三"即 3 个半规管有 5 个脚与前庭相通，其中壶腹脚有 3 个。在**膜壶腹**内隆起的**壶腹嵴**是位觉感受器，能感受旋转变速运动。

【前庭内有二囊斑，感受变速在直线】

位于前庭内的"二囊斑"（即**椭圆囊斑**和**球囊斑**）也是位觉感受器，能感受直线变速运动。

210 听觉感受器

> 耳蜗套蜗管，同绕两周半，
> 后端通球囊，顶部是盲端，
> 管腔三角形，描述在横断，
> 下壁基底膜，受器叫螺旋，
> 声振淋巴动，Corti 奋当然。

释义：

听感受器称**螺旋器**，位于蜗管下壁螺旋膜的上面。此歌诀描述了螺旋器的位置及相关的结构（图 IV-5）。

【耳蜗套蜗管，同绕两周半】

蜗管为套在**耳蜗**（骨蜗管）内的膜性小管，并随耳蜗盘旋 2 圈半。

【后端通球囊，顶部是盲端】

蜗管后端借**连合管**与**球囊**相通，顶端（即尖端）是盲端。

【管腔三角形，描述在横断】

蜗管的横切面为三角形。

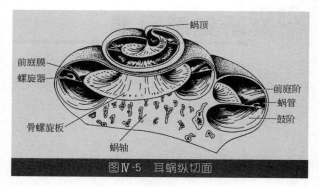

图Ⅳ-5 耳蜗纵切面

蜗顶
前庭膜
螺旋器
骨螺旋板
蜗轴
前庭阶
蜗管
鼓阶

【下壁基底膜，受器叫螺旋】

蜗管的下壁称**基底膜**，其上有螺旋器（又称Corti 氏器），为听觉感受器。

【声振淋巴动，Corti 奋当然】

当声波传至内耳，内淋巴液发生波动时，则引发基底膜振动，Corti 氏器兴奋，再将神经冲动传至听觉中枢，从而产生听觉。

第五部分

神经系统

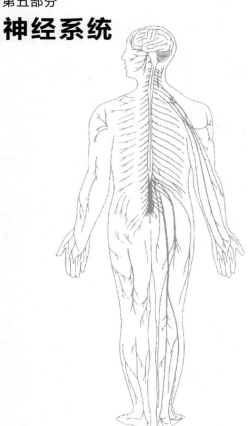

211 脊神经

> 三十一对脊神经，两根汇合出间孔，
> 后根可见神经节，后根感觉前运动，
> 八对、十二、五五一，颈胸腰骶尾命名。

释义：

　　每支**脊神经**由前根和后根汇合形成并经椎间孔穿出。脊神经共有 31 对，按其部位可分为**颈神经** 8 对、**胸神经** 12 对、**腰神经** 5 对、**骶神经** 5 对和**尾神经** 1 对。此歌诀描述了脊神经的构成、纤维成分和大体分布（图 Ⅴ-1、图 Ⅴ-2）。

【两根汇合出间孔】

　　前根和后根的纤维汇合穿出"间孔"，即穿出**椎间孔**，形成脊神经。

【后根可见神经节】

　　后根有一膨大处，称**脊神经节**，为传入纤维神经元胞体聚集的部位。

【后根感觉前运动】

　　在功能上，后根的属性为感觉性，前根的属性

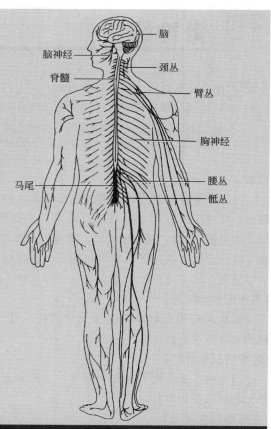

图 V-1 神经系统示意图

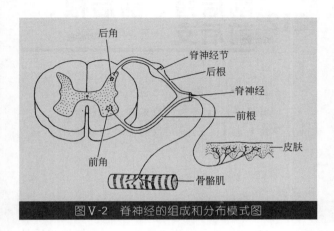

图 V-2 脊神经的组成和分布模式图

为运动性。

【八对、十二、五五一, 颈胸腰骶尾命名】

31 对脊神经的分布为颈神经 8 对、胸神经 12 对、腰神经 5 对、骶神经 5 对和尾神经 1 对。

212 前后角、前后根、前后支

> 前角运动后中间，侧角交感副交感；
> 前根运动后感觉，后根膨大神经节；
> 前支粗大后细小，椎间孔外仔细瞧。

释义：

　　前角、**后角**和**侧角**是界定脊髓灰质不同区域的概念；**前根**和**后根**是分别连于脊髓前外侧沟与后外侧沟的神经纤维根丝；**前支**与**后支**是指脊神经干穿出椎间孔后的主要分支名称。此歌诀对以上易于混淆的三组概念予以比较，便于初学者区别记忆（图 V-3）。

【前角运动后中间，侧角交感副交感】

　　脊髓灰质前角主要含有**前角运动神经元**。后角细胞分群较多，"后中间"即后角所含核团属于**中间神经元**。在胸髓和腰髓第 1～3 节侧角内含有**交感神经节前神经元胞体**；骶髓第 2～4 节中间带（相当侧角处）含有**副交感神经节前神经元胞体**。

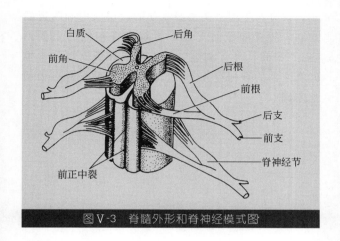

图Ⅴ-3　脊髓外形和脊神经模式图

【前根运动后感觉，后根膨大神经节】

"前根运动"即前根的属性为运动性，"后感觉"即后根的属性为感觉性；"后根膨大"即在椎间孔附近后根有一椭圆形膨大，此处由神经元胞体聚集形成，称"神经节"，即**脊神经节**。

【前支粗大后细小，椎间孔外仔细瞧】

脊神经干很短，出椎间孔后立即分为4支：前支、后支、脊膜支和交通支（此歌诀仅描述前两支）。"前支粗大"即脊神经前支粗大，分布于躯干前外侧和四肢的肌肉及皮肤；"后细小"即后支细小，仅分布于项、背及腰骶部的深层肌肉和附近的皮肤，故脊神经前支是学习观察脊神经的主要内容。"椎间孔外仔细瞧"提示前支和后支是位于椎间孔之外的脊神经分支，与椎管内的前根和后根截然不同。

213 颈丛皮支

乳肌上部邻深面，浅出后缘见中点，

枕小耳大前颈横，锁骨上分颈胸肩。

释义：

此歌诀描述了颈丛的位置、浅出部位及主要皮支的名称和分布。

【乳肌上部邻深面】

颈丛位于"乳肌"（即胸锁乳突肌）上部的深方。

【浅出后缘见中点】

颈丛皮支由胸锁乳突肌后缘中点附近穿出深筋膜进入浅筋膜内。

【枕小耳大前颈横，锁骨上分颈胸肩】

颈丛的主要皮支有**枕小神经**、**耳大神经**、向"前"延伸的**颈横神经**以及**锁骨上神经**。锁骨上神经行向下通常"分颈胸肩"，即分为 3 支，分别分布于颈侧部、胸壁上部和肩部。

214 膈神经（1）

> 膈神颈丛三五源，下行前斜角肌前，
> 入胸锁下动静间，伴膈血管肺根前，
> 纵隔胸膜包间下，入膈处在中心腱，
> 膈肌运动本体觉，感觉胸膜包肝胆。

释义：

　　膈神经是混合神经，是颈丛的重要分支。此歌诀描述了膈神经的构成、行径和主要分布（图Ⅴ-4）。

【膈神颈丛三五源，下行前斜角肌前】

　　"膈神"指膈神经，即膈神经由第 3～5 对颈神经前支构成，沿**前斜角肌**前面下行。

【入胸锁下动静间，伴膈血管肺根前】

　　"锁下动静"指锁骨下动、静脉，即膈神经在两血管之间进入胸腔，伴膈血管越过**肺根**前方。

【纵隔胸膜包间下，入膈处在中心腱】

　　在**纵隔胸膜**与**心包**之间下行，在膈中心腱附近入膈。

【膈肌运动本体觉，感觉胸膜包肝胆】

膈神经中包括支配膈的"运动"纤维和"本体"感觉纤维，另有感觉纤维分布于胸膜、心包、肝和胆囊等处。

215 膈神经（2）

前斜角肌三五源，心包两侧肺根前，
运动纤维布膈肌，感觉胸膜包肝胆。

释义：

此歌诀简洁地描述了膈神经的构成、行径和主要分布（图Ⅴ-4）。

【前斜角肌三五源】

膈神经由第 3～5 对颈神经前支构成，沿**前斜角肌**前面下行。

【心包两侧肺根前】

膈神经进入胸腔行于**肺根**前方，贴心包两侧下行达膈。

【运动纤维布膈肌，感觉胸膜包肝胆】

膈神经中的运动纤维支配膈肌，感觉纤维分布于"胸膜包肝胆"，即胸膜、心包、肝和胆囊等器官（膈神经还有分支分布于膈下中央部腹膜）。

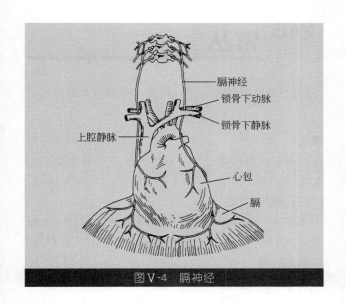

膈神经

锁骨下动脉

锁骨下静脉

上腔静脉

心包

膈

图 V-4 膈神经

216 臂丛

> 臂丛颈根外下斜，肌皮正中尺桡腋。

释义：

此歌诀简洁描述了臂丛的大体位置和主要分支名称。

【臂丛颈根外下斜】

臂丛位于颈根部，自斜角肌间隙斜向外下方至腋窝，"外下斜"寓意臂丛斜向外下的方位和穿经斜角肌间隙。

【肌皮正中尺桡腋】

臂丛的主要分支是肌皮神经、正中神经、尺神经、桡神经和腋神经。

217 腋神经

腋起后束穿四边，肌支三角和小圆，
三角后缘皮支出，臂外上部还有肩。

释义：

腋神经是臂丛的分支，发自臂丛后束。此歌诀描述了腋神经的构成和主要分布（图 V-5）。

【腋起后束穿四边】

腋神经发自臂丛的后束，"穿四边"即穿四边隙（孔），经此，至三角肌的深方。

【肌支三角和小圆】

腋神经的肌支支配"三角"和"小圆"，即三角肌和小圆肌。

【三角后缘皮支出，臂外上部还有肩】

腋神经的皮支由三角肌后缘浅出，分布于"臂外上部"，即臂外侧上部皮肤和"肩"（即肩部皮肤）。

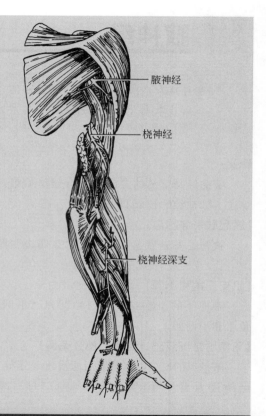

腋神经

桡神经

桡神经深支

图 V-5 上肢的神经（后面）

218 正中神经

内外束相投，腋动中间求，
伴肱外至内，二头内侧沟，
过肘穿旋前，前臂正中走，
前臂多屈肌，手部鱼际囝。

释义：

正中神经是臂丛的主要分支，行于上肢前面。此歌诀描述了正中神经的构成、走行和支配的臂肌及手肌（图Ⅴ-6）。

【内外束相投，腋动中间求】

"相投"寓意正中神经分别由臂丛的内侧束和外侧束的内侧根和外侧根合成，中间夹持着腋动脉，向下呈锐角。

【伴肱外至内，二头内侧沟】

"伴肱"即为伴行**肱动脉**，"二头内侧沟"即沿肱二头肌内侧沟下行，再"外至内"，即由外侧向内侧跨过肱动脉降至肘窝。

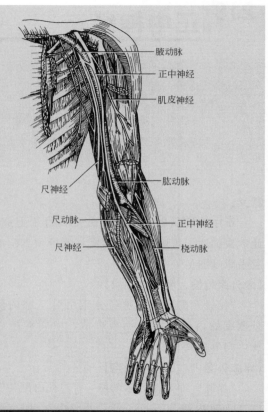

腋动脉

正中神经

肌皮神经

肱动脉

尺神经

尺动脉

正中神经

尺神经

桡动脉

图 V-6 上肢的神经（前面）

【过肘穿旋前，前臂正中走】

从肘窝向下穿过旋前圆肌继续下行于前臂正中。

【前臂多屈肌，手部鱼际当】

正中神经的肌支主要支配前臂大多数屈肌（桡侧）和手部拇收肌以外的鱼际肌等。

219 桡神经、尺神经和正中神经损伤时的手形

> 尺爪桡垂腕，正中对掌难，
>
> 正尺同损伤，手形请看猿。

释义：

此歌诀描述了**桡神经、尺神经**和**正中神经**损伤时手形态的主要特征（图Ⅴ-7）。

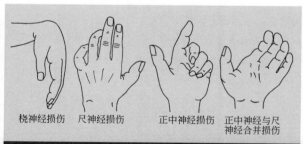

桡神经损伤　　　尺神经损伤　　　正中神经损伤　　正中神经与尺
　　　　　　　　　　　　　　　　　　　　　　　　神经合并损伤

图Ⅴ-7　桡神经、尺神经、正中神经损伤

【尺爪桡垂腕】

尺神经损伤（骨间肌萎缩，各指不能互相靠拢，各掌指关节过伸，第四指、第五指间关节弯曲

等）时出现"爪"形手；桡神经损伤（前臂伸肌瘫痪）时出现"垂腕"。

【正中对掌难】

正中神经损伤时的主要表现有拇指不能作对掌运动。

【正尺同损伤，手形请看猿】

正中神经和尺神经合并损伤时（小鱼际和鱼际均萎缩）手掌平坦，出现"猿手"症状。

220 胸神经前支节段性分布

角二乳四剑突六，弓八脐十下中就。

释义：

胸神经有 12 对，其前支在胸壁皮肤和腹壁皮肤的分布具有明显的节段性。此歌诀描述了各对胸神经分布的不同平面（图Ⅴ-8）。

【角二乳四剑突六】

第 2 对胸神经相当于胸骨角平面，第 4 对胸神经相当于乳头平面，第 6 对胸神经相当于剑突平面。

【弓八脐十下中就】

第 8 对胸神经相当于肋弓下缘平面，第 10 对胸神经相当于脐平面，第 12 对胸神经为脐与耻骨联合连线的中点平面，在歌诀中以"下中就"寓意以脐下（至耻骨联合）一段的中点来就位。

临床上常以上述分布标志检查判断感觉障碍的节段。

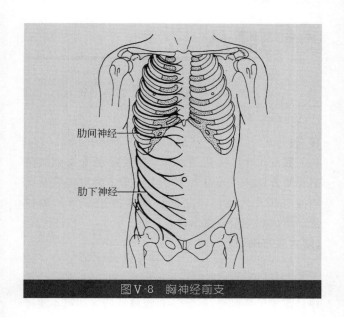

肋间神经

肋下神经

图 V-8　胸神经前支

221 腰丛

腰大深方来源五，髂髂股股闭生股。

释义：

腰丛位于腰大肌的深面，除发出肌支支配髂腰肌和腰方肌外，尚有若干分支分布于腹股沟区及大腿的前部及内侧部。此歌诀简洁描述了腰丛的位置、组成和主要分支名称。

【腰大深方来源五】

腰丛位于"腰大"（即腰大肌）的深方，其组成"来源五"，即来自5支脊神经的前支：第12胸神经前支的一部分、第1～3腰神经前支和第4腰神经前支的一部分。

【髂髂股股闭生股】

腰丛的主要分支有髂腹下神经、髂腹股沟神经、股外侧皮神经、股神经、闭孔神经和生殖股神经。依以上各神经名称不难了解各自的分布区域。

222 股神经 (1)

腰丛下行腰髂间，股动脉外三角观，
肌支股四耻骨缝，皮支大腿和膝前，
皮支老大隐神经，进管穿出缝薄腱，
小腿伴行大隐静，髌下小内足内缘。

释义：

　　股神经是腰丛中最大的分支，此歌诀介绍了股神经的走行以及肌支和皮支的主要分布（图Ⅴ-9）。

【腰丛下行腰髂间，股动脉外三角观】

　　"腰髂"指腰大肌和髂肌，"三角"指**股三角**，即股神经自**腰丛**发出后，在腰大肌和髂肌之间下行，（穿腹股沟韧带深方）至股三角，在股动脉的外侧可以见到。

【肌支股四耻骨缝】

　　"股四"指股四头肌，"耻骨"指耻骨肌，"缝"指缝匠肌，即股神经肌支支配股四头肌、耻骨肌和缝匠肌。

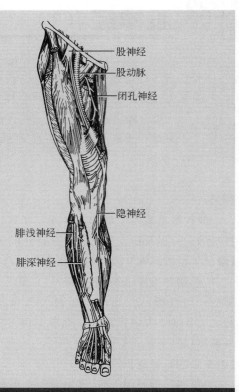

图 V-9 下肢的神经（前面）

【皮支大腿和膝前】

皮支分布于大腿和膝关节前面的皮肤。

【皮支老大隐神经，进管穿出缝薄腱】

"管"指**收肌管**，"缝薄腱"指缝匠肌和股薄肌止腱，即最长的皮支**隐神经**，进入收肌管下行，穿出缝匠肌和股薄肌止腱。

【小腿伴行大隐静，髌下小内足内缘】

在小腿伴行大隐静脉，分布"髌下""小内"（小腿内侧面）和"足内缘"皮肤。

223 股神经（2）

腰二四前腰髂间，股三角内分长短，

耻骨缝匠股四头，股前小内足内缘。

释义：

此歌诀简洁地介绍了股神经的组成、走行，肌支、皮支的主要分布（图Ⅴ-9）。

【腰二四前腰髂间，股三角内分长短】

股神经由"腰二四前"（即第2～4腰神经前支）构成，发出后于"腰髂间"（即在腰大肌与髂肌之间）下行，穿行于腹股沟韧带深方，于**股三角**内分出长短不同的肌支和皮支。

【耻骨缝匠股四头】

股神经肌支主要支配耻骨肌、缝匠肌和股四头肌。

【股前小内足内缘】

股神经皮支分布"股前"（即大腿前面）、"小内"（即小腿内侧面）和"足内缘"（即足内侧缘）等部的皮肤。

224 骶丛

骶丛骶骨梨前卧，上下阴部股后坐，

梨状上孔出臀上，其余四支下孔过。

释义：

骶丛位于骨盆内、骶骨及梨状肌的前面。此歌诀描述了骶丛的位置、主要分支名称和穿出骨盆的行径。

【骶丛骶骨梨前卧，上下阴部股后坐】

骶丛位于骶骨和"梨"（即梨状肌）前面，此歌诀以"卧"字比喻骶丛与骶骨、梨状肌的毗邻关系。其主要分支有"上""下""阴部""股后"和"坐"5支，即**臀上神经、臀下神经、阴部神经、股后皮神经**和**坐骨神经**。

【梨状上孔出臀上，其余四支下孔过】

在上述分支中，除臀上神经伴臀上动脉和臀上静脉由梨状肌上孔出骨盆外，其余四支"下孔过"，即均由梨状肌下孔出骨盆。

225 坐骨神经 （1）

腰四五、骶一三，下行结节转子间，
二头深面腘为二，胫神在后腓侧前。

释义：

坐骨神经是骶丛的重要分支，是全身最粗大的神经。此歌诀描述了坐骨神经的组成、行径和分布概况（图 V-10）。

【腰四五、骶一三】

坐骨神经由第 4～5 腰神经前支和第 1～3 骶神经前支组成。

【下行结节转子间】

坐骨神经出骨盆后于臀大肌的深方，经"结节转子间"即**坐骨结节**和**大转子**之间下行。

【二头深面腘为二】

"二头"指股二头肌，下行于该肌深面，再"腘为二"即降至腘窝分为两终支。

【胫神在后腓侧前】

"胫神"指**胫神经**，沿腘窝中线下降，主要分

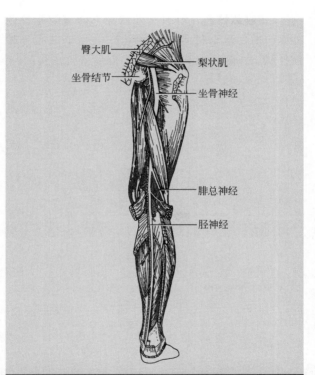

臀大肌

梨状肌

坐骨结节

坐骨神经

腓总神经

胫神经

图 V-10　下肢的神经（后面）

布小腿后群肌、足底肌和小腿后面、足底皮肤；"腓"指**腓总神经**，沿腘窝外侧缘下降（绕腓骨颈外侧向前，达小腿前面分为两支），主要分布小腿前群肌、外侧群肌和小腿外侧、足背等处皮肤。

226 坐骨神经（2）

骶丛坐神出梨下，结节大转之间跨，
腘窝分支胫腓总，股后小腿全归它。

释义：

　　此歌诀简要描述了坐骨神经走行的主要特点和分布（图Ⅴ-10）。

【骶丛坐神出梨下】

　　"坐神"（即**坐骨神经**）发自于骶丛，"出梨下"表示经梨状肌下孔出骨盆。

【结节大转之间跨】

　　在臀大肌深面，经"结节"（即**坐骨结节**）与"大转"（即**股骨大转子**）之间"跨"（即下行）至大腿后面。

【腘窝分支胫腓总】

　　坐骨神经下行至腘窝上角附近分为**胫神经**和**腓总神经**二终支。

【股后小腿全归它】

坐骨神经及其分支分布极为广泛，其分布范围主要有股后肌群、小腿肌群、足部肌群及大部分皮肤。

227 腰丛和骶丛的主要神经损伤

> 闭损弱内收，股损难上楼，
> 胫损见足钩，腓垂内翻忧。

释义：

此歌诀简要介绍了腰丛闭孔神经、股神经和骶丛的胫神经、腓总神经损伤时运动障碍的主要临床表现（图V-11）。

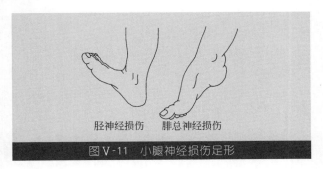

胫神经损伤　　腓总神经损伤

图V-11　小腿神经损伤足形

【闭损弱内收】

闭孔神经损伤使大腿内收力减弱。

【股损难上楼】

股神经损伤造成屈髋伸膝障碍（股前群肌瘫痪），导致病人上楼抬腿困难。

【胫损见足钩】

胫神经损伤使足不能跖屈和内翻，致使病人足呈背屈和外翻位，出现"足钩"（钩状足）。

【腓垂内翻忧】

"腓"指腓总神经，"垂内翻"指足下垂并内翻，即腓总神经损伤的运动障碍表现为足下垂并内翻（马蹄内翻足）。

228 脑神经名称顺序

Ⅰ嗅Ⅱ视Ⅲ动眼，Ⅳ滑Ⅴ叉Ⅵ外展，
Ⅶ面Ⅷ庭Ⅸ舌咽，Ⅹ迷Ⅺ副舌下全。

释义：

　　脑神经是与脑相连的周围神经，共 12 对。此歌诀按顺序（通常用罗马字码表示）列出了各对脑神经的名称（图 V-12）。

【Ⅰ嗅Ⅱ视Ⅲ动眼】

　　Ⅰ嗅神经、Ⅱ视神经、Ⅲ动眼神经。

【Ⅳ滑Ⅴ叉Ⅵ外展】

　　Ⅳ滑车神经、Ⅴ三叉神经、Ⅵ展神经。

【Ⅶ面Ⅷ庭Ⅸ舌咽】

　　Ⅶ面神经、Ⅷ前庭蜗神经、Ⅸ舌咽神经。

【Ⅹ迷Ⅺ副舌下全】

　　Ⅹ迷走神经、Ⅺ副神经、Ⅻ舌下神经。

229　脑神经出入脑部位

> 第Ⅰ嗅球家，第Ⅱ外膝辖，
> 第Ⅲ脚间窝，第Ⅳ下丘下，
> 第Ⅴ脑桥旁，桥下Ⅵ、Ⅶ、Ⅷ，
> 橄后Ⅸ、Ⅹ、Ⅺ，Ⅻ橄前发。

释义：

　　脑神经是连于脑的周围神经，共12对，通常按连脑的部位顺序编码，用罗马数字表示。此歌诀简要介绍了各对脑神经与脑相连的部位（图Ⅴ-12、图Ⅴ-18）。

【第Ⅰ嗅球家】

　　"家"寓意在此落户，即"Ⅰ"嗅神经由（大脑）嗅球入脑。

【第Ⅱ外膝辖】

　　"辖"寓意管辖，即"Ⅱ"视神经由（间脑）外侧膝状体入脑。

【第Ⅲ脚间窝，第Ⅳ下丘下】

　　"Ⅲ"动眼神经连于（中脑）脚间窝；"Ⅳ"滑

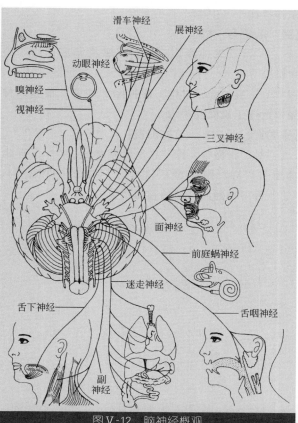

图 V-12 脑神经概观

车神经连于（中脑）下丘下方。

【第Ⅴ脑桥旁，桥下Ⅵ、Ⅶ、Ⅷ】

"Ⅴ"三叉神经连于脑桥（脑桥基底部与小脑中脚交界处）；"桥下"指脑桥下方的延髓脑桥沟，即"Ⅵ"展神经、"Ⅶ"面神经和"Ⅷ"前庭蜗神经依次连于延髓脑桥沟。

【橄后Ⅸ、Ⅹ、Ⅺ，Ⅻ橄前发】

"橄"指橄榄，即"Ⅸ"舌咽神经、"Ⅹ"迷走神经和"Ⅺ"副神经依次连于延髓的橄榄后沟，"Ⅻ"舌下神经出脑部位在橄榄前方。

230 脑神经出入颅部位

Ⅰ过筛，Ⅱ视管，上裂Ⅲ、Ⅳ、Ⅵ和眼，
上颌圆，下颌卵，Ⅶ、Ⅷ入耳争门坎，
面神经管茎乳孔，一条曲径请出面，
颈静脉孔Ⅸ、Ⅹ、Ⅺ，Ⅻ舌下神经管。

释义：

此歌诀简洁介绍了 12 对脑神经出入颅的部位。

【Ⅰ过筛，Ⅱ视管】

"Ⅰ"嗅神经穿过筛孔入颅腔；"Ⅱ"视神经穿经视神经管。

【上裂Ⅲ、Ⅳ、Ⅵ和眼】

"上裂"指眶上裂，即"Ⅲ"动眼神经、"Ⅳ"滑车神经、"Ⅵ"展神经和眼神经（三叉神经的分支）行经眶上裂。

【上颌圆，下颌卵】

三叉神经另二分支：上颌神经穿行圆孔，下颌神经穿行卵圆孔。

【Ⅶ、Ⅷ 入耳争门坎】

"门坎"在此喻为内耳门，借喻"Ⅶ"面神经和"Ⅷ"前庭蜗神经争相穿行内耳门。

【面神经管茎乳孔，一条曲径请出面】

面神经（穿内耳道底）进入"面神经管"，由"茎乳孔"出颅，在此将**面神经管**比喻为"一条曲径"，并经此请出"面"神经。

【颈静脉孔 Ⅸ、Ⅹ、Ⅺ】

"Ⅸ"舌咽神经、"Ⅹ"迷走神经、"Ⅺ"副神经由颈静脉孔出入颅。

【Ⅻ 舌下神经管】

"Ⅻ"舌下神经由舌下神经管出颅。

231 三叉神经分支

三叉眼感觉，泪腺额鼻睫。

眶下上牙颧翼腭，耳颞下牙颊和舌，

上下八支皆为感，另有咀嚼属下颌。

释义：

三叉神经是混合性神经，含有躯体感觉纤维和特殊内脏运动纤维。此歌诀描述了三叉神经的三条大分支（眼神经、上颌神经、下颌神经）的纤维成分和主要分支名称（图 V-13）。

【三叉眼感觉，泪腺额鼻睫】

三叉神经的分支"眼感觉"即眼神经为感觉性神经；眼神经的分支包括**泪腺神经**、**额神经**和**鼻睫神经**。

【眶下上牙颧翼腭】

上颌神经的主要分支有**眶下神经**、**上牙槽神经**、**颧神经**和**翼腭神经**。

【耳颞下牙颊和舌】

下颌神经的主要分支有**耳颞神经**、**下牙槽神**

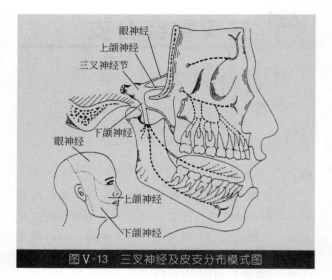

图Ⅴ-13 三叉神经及皮支分布模式图

经、颊神经和舌神经。

【上下八支皆为感，另有咀嚼属下颌】

  "上下"即上颌神经和下颌神经（如上介绍的），其 8 个分支均为感觉性纤维。此外，另有咀嚼肌神经（包括咬肌神经、颞深神经等）为运动性纤维，分布于咀嚼肌，属于下颌神经的分支。

232 面神经及颅外分支

出颅茎乳孔，交织腮腺丛，
辐射分五支，颞颧颊下颈。

释义：

　　面神经为混合性神经，分支颇多，按分支部位可分为面神经管内的分支和颅外的分支。此歌诀简要描述了面神经的出颅部位、走行及其颅外的主要分支名称。

【出颅茎乳孔，交织腮腺丛】

　　面神经自茎乳孔出颅，其主干进入腮腺实质，交织组成腮腺丛。

【辐射分五支，颞颧颊下颈】

　　从腮腺前缘呈辐射状发出下列 5 个分支：**颞支、颧支、颊支、下颌缘支和颈支**，支配面肌和颈阔肌。

233 鼓索

面管六毫发鼓索，入室穿岩颞下窝，
舌前 2/3 找味蕾，颌下舌下泌涎多。

释义：

  鼓索为面神经的重要分支，含内脏运动纤维和特殊内脏感觉纤维。此歌诀描述了鼓索的行径及分布。

【面管六毫发鼓索，入室穿岩颞下窝】

  面神经行于"面管"（即面神经管中），在出茎乳孔前约 6mm 处发出鼓索分支，该支先入鼓室（故此得名），再穿过岩鼓裂出鼓室至颞下窝，行向前下并入**舌神经**。

【舌前 2/3 找味蕾，颌下舌下泌涎多】

  鼓索含两种纤维：味觉纤维分布于舌前 2/3 的味蕾中；副交感纤维分布于下颌下腺和舌下腺，支配腺体分泌。

234 舌咽神经

> 舌咽疑核茎突咽，舌后 1/3 味和感，
> 窦支窦球耳后皮，岩小泌涎去腮腺。

释义：

舌咽神经为混合性神经，其纤维成分包括特殊内脏运动纤维、内脏运动纤维（副交感纤维）、特殊内脏感觉纤维、一般内脏感觉神经纤维和躯体感觉神经纤维。此歌诀概括了舌咽神经不同纤维成分的主要分布。

【舌咽疑核茎突咽】

舌咽神经中有来自疑核（特殊内脏运动神经纤维）的神经纤维支配茎突咽肌。

【舌后 1/3 味和感】

舌咽神经中有纤维（特殊内脏感觉纤维和一般内脏感觉纤维）分布于舌后 1/3 的"味"（即味蕾）和"感"（即黏膜）中。

【窦支窦球耳后皮】

舌咽神经发出窦支即**颈动脉窦支**，此支分布于

"窦"和"球",即颈动脉窦和颈动脉小球（属于一般内脏感觉纤维）；另有"耳后皮",即一小支分布于耳后皮肤（为躯体感觉纤维）。

【岩小泌涎去腮腺】

舌咽神经的另一分支"岩小"（即岩小神经）分布于腮腺,"泌涎"指其功能司腮腺的分泌（含副交感纤维）。

235 迷走神经

迷走纤维含四种，背核副纤胸腹中，
疑核运动咽喉肌，内脏耳郭感不同。

释义：

　　迷走神经为混合性神经，含有四种纤维成分，分布极其广泛。此歌诀概括描述了迷走神经所含的内脏运动纤维（副交感纤维）、特殊内脏运动纤维、一般内脏感觉纤维和一般躯体感觉纤维的大致分布（图 V-14）。

【背核副纤胸腹中】

　　迷走神经中来自于"背核"（即迷走神经背核）的**副交感纤维**（内脏运动纤维）是其重要成分，广泛分布于颈、胸、腹部的多数器官。

【疑核运动咽喉肌】

　　来自疑核的特殊内脏运动纤维支配咽喉肌。

【内脏耳郭感不同】

　　两种不同的感觉纤维分布于"内脏"和"耳郭"，即一般内脏感觉纤维的分布同于迷走神经中

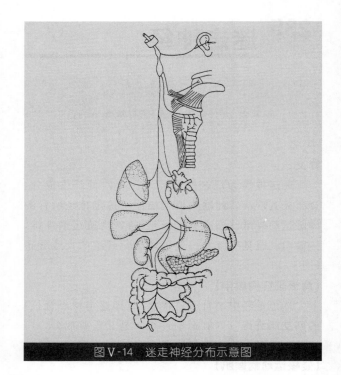

图Ⅴ-14 迷走神经分布示意图

副交感纤维的分布，即广泛分布于颈、胸和腹部的多种脏器；一般躯体感觉纤维仅分布于耳郭、外耳道等处皮肤。

236 喉返神经

右高返锁左返弓，气管食管间沟升，
黏膜感觉声门下，除环甲外喉肌动。

释义：

喉返神经是迷走神经的重要分支，属于特殊内脏运动纤维，支配喉肌。此歌诀描述了左喉返神经和右喉返神经行径之主要差异和分布（图Ⅴ-14）。

【右高返锁左返弓，气管食管间沟升】

右喉返神经自迷走神经分出的部位较高，"返锁"即绕**右锁骨下动脉**返回颈部；左喉返神经分出的部位较低，"返弓"即绕**主动脉弓**返回颈部。在颈部两侧的喉返神经均沿气管与食管之间的沟内上行。

【黏膜感觉声门下，除环甲外喉肌动】

喉返神经中有两种纤维成分，其感觉纤维分布于声门裂以下的喉黏膜；运动纤维支配除环甲肌以外的全部喉肌。

237 内脏运动神经低级中枢

胸一到腰三，交感在中间，

脑干和骶髓，上下副交感。

释义：

　　此歌诀描述了内脏运动神经（即交感神经和副交感神经）低级中枢的部位（图Ⅴ-15）。

【胸一到腰三，交感在中间】

　　交感神经的低级中枢位于脊髓胸1（或颈8）～腰3（或腰2）节段的灰质侧角，与副交感神经的低级中枢相比位"在中间"，即其位置居中，有胸腰神经之称。

【脑干和骶髓，上下副交感】

　　副交感神经的低级中枢位于脑干的副交感神经核和脊髓骶部（第2～4节段）的副交感核，与交感神经低级中枢相比位居"上下"，有颅骶神经之称。

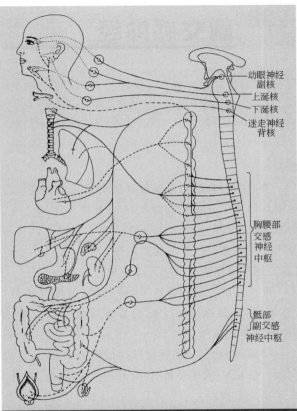

动眼神经
副核

上涎核

下涎核

迷走神经
背核

胸腰部
交感
神经
中枢

骶部
副交感
神经中枢

图 V-15 内脏运动神经概观

238 副交感神经

> 副交感节靠器官，节后元少纤维短，
> 问比交感何处少？髓质血管毛汗腺。

释义：

　　交感神经和**副交感神经**同属内脏运动神经，但二者在结构、分布和功能等方面有许多不同之处。此歌诀从描述副交感神经入手，将二者形态结构和分布的主要差异给予了简要比较。

【副交感节靠器官，节后元少纤维短】

　　副交感神经周围神经节的位置（即副交感节）"靠器官"，即位于所支配的器官附近或器官壁内（称器官旁节或器官内节）。"节后元少"即一个副交感**节前神经元**的轴突与较少的**节后神经元**组成突触（使副交感神经的作用范围较局限）。此外，由于副交感神经元的位置靠近所支配的器官，故使节后"纤维短"，即**节后纤维**很短（因此**节前纤维**较长）。

【问比交感何处少？髓质血管毛汗腺】

将交感神经与副交感神经的分布予以比较，一般认为后者不如前者广泛，"髓质""血管""毛"和"汗腺"（即肾上腺髓质、人体大部分血管、竖毛肌和汗腺）无副交感神经。

239 脊髓的位置

> 脊髓位于椎管内，上枕大孔接延髓，
> 成人下端平腰一，再下终丝和马尾。

释义：

　　脊髓位于椎管内，但并未占据椎管全长，其下端的位置随年龄不同而略有不同。此歌诀描述了成人脊髓的位置。

【脊髓位于椎管内，上枕大孔接延髓】

　　脊髓位于椎管内，其上端于枕骨大孔处与**延髓**相接。

【成人下端平腰一，再下终丝和马尾】

　　成人脊髓的下端约平第 1 腰椎体下缘，在此之下的椎管内无脊髓，只有连于脊髓的**终丝**和**马尾**。

240 脊髓节段与椎骨的对应关系

> 几乎相平是上颈，高一下颈和上胸，
> 高二是中胸，高三是下胸，
> 腰髓平末三胸椎，骶尾髓约腰一平。

释义：

由于胚胎 3 个月后脊柱生长的速度比脊髓的生长速度快，故成人脊髓与脊柱的长度不等，**脊髓节段**与椎骨序数并不完全对应。此歌诀介绍了脊髓节段与椎骨对应关系的粗略推算方法。

【几乎相平是上颈】

"上颈"即上颈髓（$C_{1\sim4}$），与同序数椎骨相对应（如第 3 颈节平对第 3 颈椎体）。

【高一下颈和上胸】

"下颈"即下颈髓（$C_{5\sim8}$），"上胸"即上胸髓（$T_{1\sim4}$），与同序数椎骨上一位椎体平对（如第 6 颈节平对第 5 颈椎体；第 3 胸节平对第 2 胸椎体）。

【高二是中胸】

"中胸"即中胸髓（$T_{5\sim8}$），与同序数椎骨上两位椎体平对（如第 6 胸节平对第 4 胸椎体）。

【高三是下胸】

　　"下胸"即下胸髓（$T_{9\sim12}$），与同序数椎骨上三位椎体平对（如第 11 胸节平对第 8 胸椎体）。

【腰髓平末三胸椎】

　　腰髓（$L_{1\sim5}$）"平末三胸椎"，即平对第 10～12 胸椎。

【骶尾髓约腰一平】

　　骶髓（$S_{1\sim5}$）和尾髓约平对第 1 腰椎。

241 脊髓灰质

> 灰质似蝶神经元，前角运动后中间，
> 胸一腰三骶二四，侧角交感副交感。

释义：

脊髓灰质位于脊髓的内部，从横切面看近似蝶形。此歌诀介绍了灰质各部的不同神经元（图Ⅴ-16）。

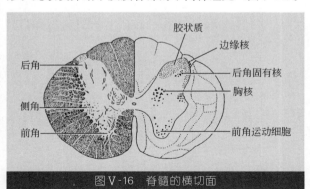

图Ⅴ-16　脊髓的横切面

【灰质似蝶神经元】

脊髓的灰质位于脊髓的内部，其形态近似蝴蝶形，主要由神经元的胞体和突起组成。

【前角运动后中间】

"前角运动"即脊髓**前角**主要为运动神经元；
"后中间"即**后角**主要为中间神经元。

【胸一腰三骶二四，侧角交感副交感】

"胸一腰三"即在胸 $1\sim3$ 节**侧角**含有交感神经
节前神经元的胞体；"骶二四"即骶髓第 $2\sim4$ 节相
当侧角处（中间带）含有骶部副交感神经节前神经
元的胞体。

242 脊髓灰质后角核团

后角核团属联络，边缘胶状固网核。

释义：

脊髓的**后角**所含核团较多，属于**联络神经元**（即中间神经元），主要接受后根纤维。此歌诀简洁介绍了位于后角的核团性质和部分核团名称（图Ⅴ-16）。

【后角核团属联络】

脊髓后角的核团为联络神经元，主要接受后根的传入纤维。

【边缘胶状固网核】

后角内（由背侧向腹侧）主要核团的名称为"边缘""胶状""固"和"网核"，即**后角边缘核、胶状质、后角固有核和网状核**等。

243 Rexed 10 板层

> 后角Ⅰ～Ⅵ，前角Ⅷ和Ⅸ，
> Ⅶ在中间带，Ⅹ见中央周。

释义：

Rexed 依据脊髓灰质各部神经元的显微形态，从背侧向腹侧将其划分为 10 个板层，称**脊髓灰质细胞构筑分层**。此歌诀简洁描述了 10 个板层的大体分布。

【后角Ⅰ～Ⅵ】

脊髓后角从背侧向腹侧为Ⅰ～Ⅵ板层。

【前角Ⅷ和Ⅸ】

前角为Ⅷ板层和Ⅸ板层。

【Ⅶ在中间带】

位于前角和后角之间的中间带处是Ⅶ板层（在颈、腰膨大处，Ⅶ层还伸向前角）。

【Ⅹ见中央周】

Ⅹ板层位于"中央周"，即中央管周围灰质。

244 脊髓丘脑束

> 边缘固有做起点，白质交叉到对边，
> 位于前索外侧索，两束合并现脑干，
> 侧束痛温前粗触，上行丘脑再换元，
> 骶腰胸颈外向内，临床定位见节段。

释义：

　　脊髓丘脑束是脊髓中主要的上行传导束，此歌诀描述了该束的起始、行程和功能。

【边缘固有做起点，白质交叉到对边】

　　脊髓丘脑束的纤维主要起于脊髓后角"边缘"（即后角边缘核）和"固有"（即后角固有核），其纤维大部分斜经白质前连合（斜越上升 1～2 个脊髓节段）交叉到对侧。

【位于前索外侧索，两束合并现脑干】

　　脊髓丘脑束位于脊髓前索和外侧索中，进入脑干后两束合并。

【侧束痛温前粗触】

　　"侧束痛温"即脊髓丘脑束位于外侧索纤维的

功能主要是传导痛觉和温度觉；"前粗触"即位于前索纤维的功能主要是传导粗触觉。

【上行丘脑再换元】

　　脊髓丘脑束于脊髓内上升，（经延髓、脑桥和中脑）"丘脑再换元"，即终于背侧丘脑腹后外侧核。

【骶腰胸颈外向内，临床定位见节段】

　　脊髓丘脑束的纤维在功能上有明确的定位，"外向内"即从外向内、由浅入深，依次排列着来自"骶腰胸颈"各部的纤维。临床可根据骶、腰、胸、颈各部症状出现的顺序定位损伤部位。

245 脊髓小脑束

> 脊小前后侧索边，小脑上下两脚见，
> 前走对侧后同侧，躯下本体触压感。

释义：

　　脊髓小脑束包括**脊髓小脑前束**和**脊髓小脑后束**两部分，两束均位于脊髓外侧索的周边，前束位前，后束居后。脊髓小脑前束和后束的纤维分别经小脑上脚和下脚止于小脑皮质。此歌诀描述了脊髓小脑束的位置、大体行径和主要功能。

【脊小前后侧索边，小脑上下两脚见】

　　"脊小前后"即脊髓小脑前束和脊髓小脑后束，此两束位于脊髓外侧索的周边部，其纤维分别经小脑上脚和下脚终止于小脑皮质。

【前走对侧后同侧】

　　"前走对侧"即脊髓小脑前束的纤维主要交叉至对侧上行。"后同侧"即脊髓小脑后束的纤维在同侧外侧索上行。

【躯下本体触压感】

其功能主要是向小脑传导躯干下部和下肢的本体感觉以及皮肤的触压觉冲动。

246 红核脊髓束

红出交叉邻皮脊，兴奋屈肌到 V～Ⅶ。

释义：

　　红核脊髓束属于小脑的下行通路之一，起于红核，下行于脊髓外侧索**皮质脊髓束**的腹侧，再经中间神经元影响脊髓前角运动神经元活动，以调节肌张力和维持体态姿势。此歌诀简要描述了红核脊髓束的行径和功能。

【红出交叉邻皮脊】

　　"红出"和"交叉"指纤维自红核发出后立即交叉至对侧，"邻皮脊"即毗邻于皮质脊髓侧束腹侧下行。

【兴奋屈肌到 V～Ⅶ】

　　红核脊髓束的纤维下行"到 V～Ⅶ"，即止于脊髓灰质 V～Ⅶ层，具有兴奋屈肌运动神经元和抑制伸肌运动神经元的功能。

247 前庭脊髓束

出庭同侧前索下，兴奋伸肌到Ⅶ Ⅷ。

释义：

前庭脊髓束也属于小脑的下行通路，纤维起于脑干前庭神经外侧核，在同侧脊髓前索下行可达腰骶节，再经中间神经元影响前角运动神经元，维持身体平衡。此歌诀简要描述了前庭脊髓束的行径和功能。

【出庭同侧前索下】

前庭脊髓束"出庭""同侧"，即起自前庭神经核，其纤维在同侧脊髓前索下行。

【兴奋伸肌到Ⅶ Ⅷ】

前庭脊髓束下行"到Ⅶ Ⅷ"，即止于脊髓灰质Ⅶ层、Ⅷ层，其功能为提高同侧肢体伸肌张力；刺激该束起始核可兴奋伸肌运动神经元和抑制屈肌运动神经元。

248 脑的分部

> 胚胎神经管，端间中后延，
> 后脑含小桥，中桥延为干。

释义：

　　脑起源于胚胎时期神经管的前部，随胚胎的发育脑逐渐形成**端脑**、**间脑**、**中脑**、**后脑**和**延髓**五部分。此歌诀描述了脑的大体分部（图Ⅴ-17、图Ⅴ-18）。

【胚胎神经管，端间中后延】

　　脑起源于胚胎时期神经管的前部，随胚胎的发育逐渐形成端脑、间脑、中脑、后脑和延髓五部分。

【后脑含小桥，中桥延为干】

　　后脑发育成"小桥"，即小脑和脑桥。"中桥延"即中脑、脑桥和延髓，此三部分通常合称为脑干。

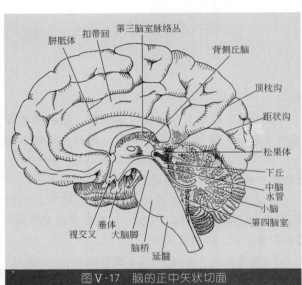

图 V-17 脑的正中矢状切面

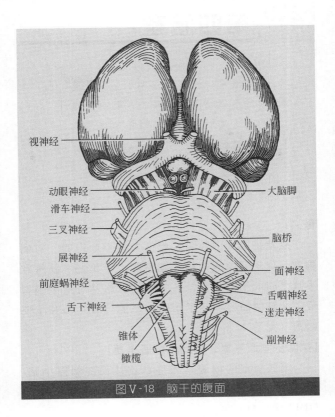

视神经

动眼神经

滑车神经

三叉神经

展神经

前庭蜗神经

舌下神经

锥体

橄榄

大脑脚

脑桥

面神经

舌咽神经

迷走神经

副神经

图 Ⅴ-18 脑干的腹面

249 第四脑室

第四脑室似帐篷，顶向小脑底是菱，
中脑水管自上来，下与延髓央管通，
室内充满脑脊液，液注下隙借三孔，
三孔谓何名？
一对叫外侧，一个叫正中。

释义：

　　脑室是脑内的腔隙，包括大脑半球内的一对**侧脑室**，位于间脑内的**第三脑室**和位于延髓、脑桥和小脑之间的**第四脑室**。各脑室的脉络<u>丛</u>可产生脑脊液。此歌诀简要描述了第四脑室的位置形态和主要结构（图Ⅴ-17）。

【第四脑室似帐篷，顶向小脑底是菱】

　　第四脑室的内腔呈帐篷状，其顶部朝向小脑，底部为菱形，即由延髓与脑桥背侧的**菱形窝**构成。

【中脑水管自上来】

　　第四脑室上方与**中脑水管**相通。

【下与延髓央管通】

"央管"指中央管，即向下与延髓内的中央管相交通。

【室内充满脑脊液，液注下隙借三孔】

"借三孔"指借助第四脑室的 3 个孔，可"液注下隙"，即脑室内的脑脊液经此 3 孔则可注入蛛网膜下隙。

【三孔谓何名？一对叫外侧，一个叫正中】

以上 3 个孔的名称为：位于第四脑室外侧隐窝尖端成对的**第四脑室外侧孔**和菱形窝下角尖部正上方的**第四脑室正中孔**。

250 脑干脑神经核排列

> 中央管敞开，腹背变内外，
> 运感界沟分，沟旁内脏埋。

释义：

脑干的结构由于中央管敞开，使内部核团的排列由脊髓运动核团和感觉核团位置上的腹背关系改变成内外侧关系。此歌诀描述了脑干内部灰质分布与脊髓灰质分布的区别，帮助掌握脑干灰质核团的分布规律。

【中央管敞开，腹背变内外】

脑干的**中央管**向背侧移位，并逐渐敞开形成第四脑室。灰质铺展于室底，从而使运动性核团与感觉性核团由在脊髓中的腹背关系变成内外侧关系。

【运感界沟分，沟旁内脏埋】

"运感"指运动性核团与感觉性核团，"界沟分"指所在的位置以**界沟**为界，即运动性核团位于界沟内侧，感觉性核团位于界沟外侧。其中"埋"字寓意埋藏于界沟两侧的（即紧邻界沟排列的）是内脏运动核团与内脏感觉核团。

251 内侧丘系交叉与内侧丘系

丘系交叉锥体上，薄楔二级越对方，

内侧丘系中线旁，被盖腹侧红外方，

丘脑腹后外侧核，本体精细中继坊。

释义：

　　内侧丘系交叉和**内侧丘系**位于脑干，是本体感觉和精细触觉的重要通路。此歌诀描述了内侧丘系交叉和内侧丘系的位置和大体的行径。

【丘系交叉锥体上，薄楔二级越对方】

　　"丘系交叉"指内侧丘系交叉，其位置在延髓锥体交叉的稍上方，是来自脊髓的薄束和楔束纤维止于延髓的**薄束核**和**楔束核**后，再由薄束核和楔束核发出的二级纤维呈弓形越向对侧在中线处左右交叉形成。

【内侧丘系中线旁，被盖腹侧红外方】

　　内侧丘系交叉以后的纤维在中线两侧折向上行，名为内侧丘系。在脑桥，内侧丘系行于被盖腹侧，至中脑居"红外方"，即居红核外侧。

【丘脑腹后外侧核，本体精细中继坊】

内侧丘系自中脑继续上行止于**背侧丘脑腹后外侧核**，在此（喻为作坊）中继发出三级纤维。内侧丘系是传导本体感觉和精细触觉的重要通路。

252 下橄榄核

> 延髓上部下橄榄，接受大红脊髓纤，
> 越边下脚入小脑，大红小间中继站。

释义：

　　下橄榄核位于延髓橄榄的深方，功能与小脑有关。此歌诀描述了下橄榄核的位置、功能和纤维联系。

【延髓上部下橄榄】

　　下橄榄核位于延髓上部。

【接受大红脊髓纤，越边下脚入小脑】

　　下橄榄核接受"大红脊髓纤"，即接受大脑皮质、红核和脊髓等处发来的纤维，它再发出纤维"越边"，即走向对侧，（伴行脊髓小脑后束）由小脑下脚入小脑。

【大红小间中继站】

　　人类下橄榄核的功能与小脑有关，下橄榄核可能是大脑皮质、红核等与小脑之间的一个中继站。

253 脑桥分部与结构

> 背称被盖延髓延，Ⅷ、Ⅶ、Ⅵ、Ⅴ四核团，
> 腹侧膨隆叫基底，背腹分界斜方前，
> 基底下行锥体束，桥核横纤到对边。

释义：

　　脑桥位于脑干的中部，在结构上与延髓相比其最大的特征是分为背、腹两部分，背侧称**脑桥被盖**，腹侧称**脑桥基底部**。此歌诀描述了脑桥内部结构分为背、腹两部分这一结构特征及各部分中的主要结构。

【背称被盖延髓延，Ⅷ、Ⅶ、Ⅵ、Ⅴ四核团】

　　脑桥的背侧称为脑桥被盖部，是延髓的直接延续，在结构上是相互连贯的，在脑桥下部阶段的被盖部出现了与第Ⅷ对、第Ⅶ对、第Ⅵ对、第Ⅴ对脑神经有关的核团。

【腹侧膨隆叫基底】

　　脑桥的腹侧较为膨隆，称脑桥基底部。

【背腹分界斜方前】

"斜方前"（即斜方体的前缘）为脑桥背腹两部的分界线。

【基底下行锥体束，桥核横纤到对边】

脑桥基底部的主要结构包括：由大脑皮质发出的"锥体束"从"基底"（即脑桥基底部）下行至延髓锥体；"桥核横纤"（脑桥核发出横行的纤维）"到对边"，即交叉越边至对侧，形成小脑中脚，故此脑桥核为大脑皮质与小脑皮质通路的中继站。

254 面神经核与展神经核

面丘深方核为展，面核更深邻上橄，

面纤背内绕展核，面核外侧出脑干。

释义：

面神经核与展神经核是埋藏于脑桥下部的核团，两者的毗邻关系十分重要。此歌诀描述了面神经核与展神经核的位置关系及面神经发出的纤维在脑干内的走行。

【面丘深方核为展】

"展"指展神经核，即展神经核位于脑桥背侧面神经丘的深方。

【面核更深邻上橄】

面神经核位于展神经核的深方，"邻上橄"即靠近上橄榄核背外侧。

【面纤背内绕展核，面核外侧出脑干】

"面纤"即面神经核细胞发出的轴突组成面神经根，其纤维未直接行向腹侧出脑，而是"背内"

"绕展核"，即纤维先行向背内侧绕过展神经核，再经面神经核的外侧出脑干。

255 中脑的形态与结构

> 背称顶盖上下丘，腹大脑脚列左右，
> 脚含被盖黑脚底，锥束皮桥脚底走。

释义：

中脑位于脑干的上部，在外形上包括背面的顶盖和腹侧的左右大脑脚。内部自背侧向腹侧可大致划分为顶盖、中脑被盖、黑质和大脑脚底等部分。此歌诀简要描述了中脑的形态与结构。

【背称顶盖上下丘，腹大脑脚列左右】

在外形上，中脑的背侧面称为顶盖，包括一对**上丘**和一对**下丘**；膨大的腹侧是左右**大脑脚**。

【脚含被盖黑脚底】

"脚含"即大脑脚内部结构从背侧向腹侧主要包含"被盖""黑"和"脚底"，即**中脑被盖**（脑桥被盖的直接延续）、**黑质**和**大脑脚底**三部分。

【锥束皮桥脚底走】

"锥束"和"皮桥"指锥体束和皮质脑桥束，"脚底走"寓意其下行纤维聚集于大脑脚，经此进入脑桥基底部。

256 黑质

黑质中脑延入间，内含递质多巴胺，
纤维往返新纹状，震颤麻痹黑病变。

释义：

黑质是位于中脑被盖与大脑脚底之间的板状灰质块，见于中脑全长并延伸至间脑的尾侧部。此歌诀主要介绍了黑质的位置和功能。

【黑质中脑延入间】

黑质见于中脑的全长，并向上延伸至间脑的尾部。

【内含递质多巴胺】

黑质细胞内含有多巴胺，并以此物质作为这些细胞的神经递质。

【纤维往返新纹状，震颤麻痹黑病变】

黑质与新纹状体（尾状核与壳）有往返的纤维联系，新纹状体内的多巴胺主要来源于黑质纹状体纤维，震颤麻痹的主要病因与黑质病变有关。

257 红核

中脑被盖红核圆，喜迎大脑小脑纤，
红核脊髓交叉下，屈肌兴奋红有关。

释义：

红核呈圆柱形，大部分位于中脑被盖部上丘平面。此歌诀描述了红核的位置、形态和功能。

【中脑被盖红核圆】

红核呈圆柱形位于中脑的被盖部。

【喜迎大脑小脑纤，红核脊髓交叉下】

"喜迎"寓意红核主要接受来自大脑皮质和小脑的纤维，红核传出的纤维主要是"红核脊髓"即红核脊髓束，"交叉下"指其纤维由红核发出后立即交叉到对侧下行进入脊髓。

【屈肌兴奋红有关】

红核的功能与兴奋屈肌神经元有关。

258 脑干的网状结构

脑干网状纤纵横，灰白混杂界不清，
上行激动皮质醒，调控内脏系生命。

释义：

在脑干内，除脑神经核与其他一些边界明显的核团以及一些长距离纤维束外，还有许多纤维纵横交织，散布着一些细胞体的区域，该区域称**网状结构**，该结构在进化上比较古老，功能较为复杂。此歌诀概括了脑干的网状结构及部分功能。

【脑干网状纤纵横，灰白混杂界不清】

脑干的网状结构是一些纤维纵横、灰质白质混杂及界限不清晰的区域。

【上行激动皮质醒】

脑干网状结构的功能之一是通过"上行激动"即上行网状激动系统，影响大脑皮质的兴奋性，对维持睡眠-醒觉状态起决定性作用。

【调控内脏系生命】

脑干的网状结构有调节内脏活动的功能，这些调节内脏活动的神经元被称为中枢，如延髓的呼吸中枢、血管运动中枢等，常被喻为"生命中枢"。

259 小脑核的纤维联系

新齿旧顶上下走，新旧栓球争上游。

释义：

此歌诀扼要描写了四对**小脑核**（即**齿状核**、**顶核**、**栓核**和**球核**）与小脑皮质的联系，及小脑核发出的纤维出小脑的路径。

【**新齿旧顶上下走**】

"新齿""旧顶"和"上下走"实为"新齿上走"与"旧顶下走"，寓意齿状核接受**新小脑**皮质的纤维，其发出的纤维出小脑上脚；顶核接受古小脑和**旧小脑**皮质的纤维，其发出的纤维出小脑下脚。

【**新旧栓球争上游**】

"新旧栓球"即栓核与球核兼有来自新小脑皮质和旧小脑皮质的纤维，"争上游"寓意此二核再发出的纤维均参与组成小脑上脚。

260 间脑的位置和分部

间脑端中之间取，五部背后上下底。

释义：

　　间脑位于端脑与中脑之间，大部分被大脑半球所遮盖，虽所占区域不大，但可分为**背侧丘脑**、**后丘脑**、**上丘脑**、**下丘脑**和**底丘脑**。此歌诀简洁表述了间脑五部分，便于学习时尽快记忆各部名称和观察形态结构。

【间脑端中之间取】

　　间脑位于"端中"（即端脑与中脑）之间。歌诀以"取"字寓意寻觅间脑的位置。

【五部背后上下底】

　　歌诀以"背后上下底"五个字概括了间脑的五部分：背侧丘脑（又称丘脑）、后丘脑、上丘脑、下丘脑和底丘脑。

261 视上核与室旁核

> 加压在视上，催产在室旁，
> 沿轴到后叶，储存和释放。

释义：

下丘脑内有许多核团，此歌诀简要描述了其中的视上核与室旁核的分泌功能以及与神经垂体的纤维联系（图Ⅴ-19）。

【加压在视上，催产在室旁】

"视上""加压"即**视上核**主要分泌加压素（抗利尿素）；"室旁""催产"即**室旁核**主要分泌催产素。

【沿轴到后叶，储存和释放】

视上核与室旁核分泌的物质"沿轴"，即沿轴突（**视上垂体束**与**室旁垂体束**）输送到神经垂体，在此储存，需要时释放入血循环。

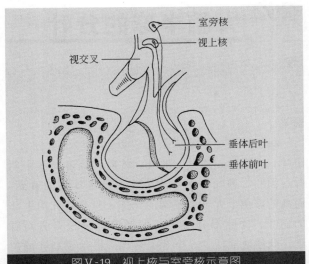

图 V-19 视上核与室旁核示意图

262 大脑半球的分叶

> 五叶额顶颞枕岛，岛叶外侧沟内找。

释义：

每侧大脑半球依三条比较恒定的沟可以分为 5 个叶，即**额叶**、**顶叶**、**颞叶**、**枕叶**和**岛叶**。其中额叶、顶叶、颞叶和枕叶均可在大脑半球表面看到，而岛叶埋藏于大脑外侧沟的深部，只有将此沟上部的额叶、枕叶部分与下部的颞叶部分拉开方可看到。此歌诀概括了 5 个叶的名称，提示了岛叶的位置（图 V-20）。

【五叶额顶颞枕岛】

每侧大脑半球可分为五个叶，即额叶、顶叶、颞叶、枕叶和岛叶。

【岛叶外侧沟内找】

岛叶藏于大脑外侧沟的深部。

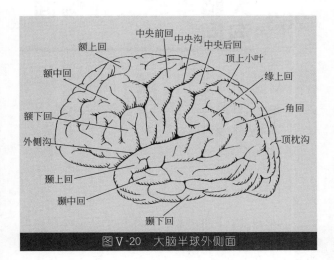

图 V-20 大脑半球外侧面

263 大脑半球上外侧面沟回

额上中下中央前，顶上顶下中央后，
颞上中下颞横回，缘上角回寻两沟——
外侧沟和颞上沟，
两沟环后头。

释义：

　　大脑额叶、顶叶和颞叶在大脑半球上外侧面的沟回颇多，十分重要，记住此歌诀对学习观察大脑半球上外侧面的形态和把握主要脑回会大有裨益（图Ⅴ-20）。

【额上中下中央前】

　　额叶的脑回有"额上中下"和"中央前"，即**额上回、额中回、额下回**和**中央前回**。

【顶上顶下中央后】

　　顶叶的脑回有"顶上顶下"和"中央后"，即**顶上小叶、顶下小叶**和**中央后回**。

【颞上中下颞横回】

　　位于颞叶的有"颞上中下"和"颞横回"，即颞上回、颞中回、颞下回和颞横回。

【缘上角回寻两沟——外侧沟与颞上沟，两沟环后头】

　　"缘上"和"角回"即缘上回和角回，它们均属于顶下小叶，前者环绕于外侧沟的后端，后者环绕于颞上沟的后端。"两沟"即外侧沟与颞上沟，"后头"即外侧沟与颞上沟的后端，学习时沿"两沟"后端不难寻觅缘上回与角回。

264 纹状体

> 尾豆合称纹，纹分旧与新，
> 苍白球为旧，尾壳属于新，
> 调节肌紧张，随意运动稳。

释义：

纹状体是端脑内基底核的重要部分，由尾状核和豆状核组成。在种系发生上纹状体又可分为新纹状体和旧纹状体。此歌诀描述了纹状体的组成和功能（图 V-21、图 V-22）。

【尾豆合称纹】

"纹"即纹状体，包括"尾豆"，即尾状核与豆状核。

【纹分旧与新】

纹状体有旧纹状体与新纹状体之分。

【苍白球为旧，尾壳属于新】

在种系发生上苍白球较为古老，称旧纹状体；"尾"和"壳"（即尾状核与壳）发生较晚，称新纹

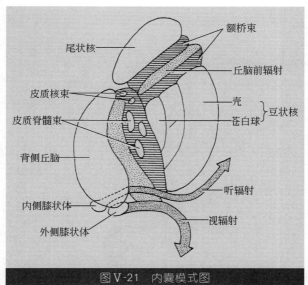

图Ⅴ-21　内囊模式图

状体。

【调节肌紧张，随意运动稳】

　　纹状体的主要功能与肌的紧张度调节、随意运动的稳定密切相关，是控制运动的主要调节中枢。

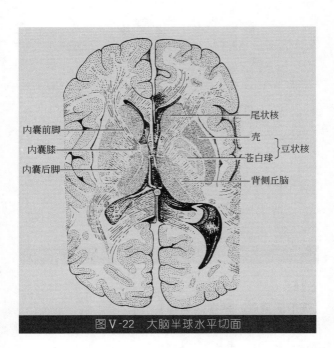

尾状核

壳

豆状核

苍白球

背侧丘脑

内囊前脚

内囊膝

内囊后脚

图 V-22 大脑半球水平切面

265 语言中枢

额中后部手书法，额下后部口说话，
颞上后部听其言，角回阅读理解佳。

释义：

　　语言中枢是人类大脑皮质所特有的区域，通常认为优势半球有说话、听话、书写和阅读四个语言区。此歌诀由上向下、由前向后描述了四个语言区的位置和功能。

【额中后部手书法】

　　书写中枢位于**额中回**后部（靠近中央前回手区）。

【额下后部口说话】

　　说话中枢（运动性语言中枢）位于**额下回**后部（靠近中央前回口部区）。

【颞上后部听其言】

　　听话中枢（听觉性语言中枢）位于**颞上回**后部（靠近听觉区）。

【角回阅读理解佳】

　　阅读中枢（视觉性语言中枢）位于**角回**（靠近视觉区，主要功能是理解字义）。

266 内囊

> 内囊白质投射纤，尾核丘脑豆核间，
> ＞形膝部前后脚，内囊损伤见三偏。

释义：

　　内囊属于大脑半球的髓质，位于**尾状核**、**背侧丘脑**与**豆状核**之间，是大脑皮质和皮质下中枢间的上行投射纤维和下行投射纤维。此歌诀描述了内囊的位置、分部及临床意义（图Ⅴ-21、图Ⅴ-22）。

【内囊白质投射纤】

　　内囊为一宽厚的白质层，属于投射纤维。

【尾核丘脑豆核间】

　　内囊位于"尾核""丘脑"和"豆核"间，即尾状核、背侧丘脑与豆状核之间。

【＞形膝部前后脚】

　　在端脑的水平切面上，内囊呈尖端向内的"＞"形，可分为**内囊膝**、**前脚（前肢）**、**后脚（后肢）**三部分。

【内囊损伤见三偏】

内囊是大脑半球内的重要结构，一旦损伤范围较为广泛时，可出现三偏综合征，即对侧偏身感觉缺失、对侧偏瘫及偏盲。

267 边缘系统

边缘叶绕胼胝边，带回旁回马齿环，
杏仁二隔中被盖，上下丘脑背丘前，
功能言称内脏脑，嗅性记忆情有关。

释义：

     边缘系统由边缘叶及其邻近的皮质和皮质下结构组成，在进化上是脑的古老部分。此歌诀描述了边缘系统的脑回和皮质下结构及其主要功能（图Ⅴ-23）。

【边缘叶绕胼胝边，带回旁回马齿环】

     此句描述了**边缘叶**的构成，包括"带回旁回马齿"，即扣带回、海马旁回、海马和齿状回等，并成"环"和"绕胼胝边"，即环绕胼胝体周围（和侧脑室下角底壁）。

【杏仁二隔中被盖，上下丘脑背丘前】

     组成边缘系统的皮质下结构有"杏仁""二隔""中被盖""上下丘脑"和"背丘前"，即有杏仁体、

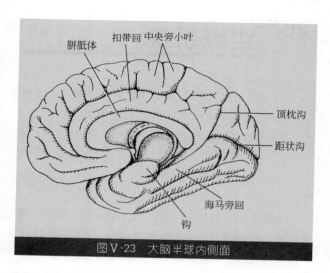

图 V-23 大脑半球内侧面

隔区和隔核、中脑被盖、上丘脑和下丘脑、背侧丘脑的前核等。

【功能言称内脏脑，嗅性记忆情有关】

边缘系统的功能与内脏活动有关，故称内脏脑。此外与"嗅""性""记忆"和"情"（即嗅觉、性活动、记忆和情绪反应）也密切相关。

268 深浅感觉传导通路

三元一越边，越边在中元，
中元位不同，同过丘脑关，
借问中元何处寻？
薄楔固有深与浅，
头面浅感两核团。

释义：

　　此歌诀归纳了躯干四肢意识性本体感觉和精细触觉传导通路，躯干四肢的痛觉、温度觉和粗略触觉传导通路与头面部的痛觉、温度觉和粗略触觉传导通路的主要结构特点（图Ⅴ-24、图Ⅴ-25）。

【三元一越边，越边在中元】

　　以上几类感觉传导通路均由"三元"（即三级神经元）组成。在全部路径中两侧纤维均在"中元"，指第二级神经元，由此发出二级纤维立即"一越边"，即交叉至对侧。

【中元位不同，同过丘脑关】

　　不同感觉传导通路的"中元"，指第二级神经

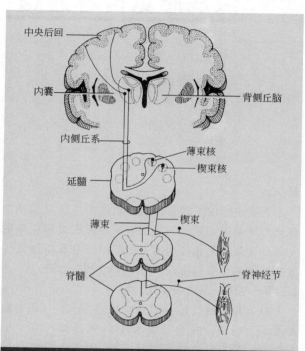

图 V-24　躯干和四肢意识性本体感觉传导通路

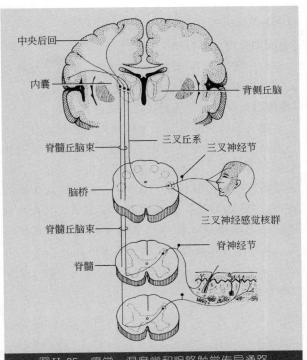

中央后回

内囊

背侧丘脑

脊髓丘脑束

三叉丘系

三叉神经节

脑桥

三叉神经感觉核群

脊髓丘脑束

脊神经节

脊髓

图 V-25　痛觉、温度觉和粗略触觉传导通路

元，其位置有所不同，分别位于脊髓、延髓或脑桥。而"同过丘脑关"寓意第三级神经元胞体均位于背侧丘脑。

【借问中元何处寻】

以上感觉传导通路的"中元"，即第二级神经元，其胞体具体位于何处。

【薄楔固有深与浅，头面浅感两核团】

躯干四肢深部感觉（本体感觉和精细触觉）传导通路的第二级神经元在"薄楔"，即薄束核和楔束核；浅部感觉（痛觉、温度觉和粗略触觉）传导通路的第二级神经元在"固有"，即脊髓后角固有核等。"头面浅感"指头面部浅部感觉，其传导通路的第二级神经元胞体位于脑干内的"两核团"，即三叉神经脊束核与三叉神经脑桥核。

269 视觉传导通路

> 双极细胞节细胞，鼻侧交叉颞不交，
> 视束间脑外膝体，辐射内囊后脑勺。

释义：

　　视觉传导通路由三级神经元组成，第一级神经元为双级细胞、第二级神经元为节细胞、第三级神经元的胞体在外侧膝状体内。此歌诀描述了视觉传导通路三级神经元胞体的位置和纤维走行的主要特征。

【双极细胞节细胞】

　　第一级神经元、第二级神经元的胞体分别是位于视网膜内的双极细胞和节细胞。节细胞的轴突组成**视神经**。

【鼻侧交叉颞不交】

　　在**视交叉**内，来自两眼视网膜鼻侧半的纤维交叉，交叉后加入对侧**视束**；来自两眼视网膜颞侧半的纤维不交叉，走行于同侧视束内。

【视束间脑外膝体，辐射内囊后脑勺】

视束的纤维终于间脑的"外膝体"，即外侧膝状体，在此由三级神经元的纤维组成"辐射"，即视辐射，经内囊投射到"后脑勺"，即大脑枕叶**距状沟**两侧的皮质（枕叶视区），产生视觉。

270 皮质核束

面核下部舌下核，皮质核束求对侧，
一侧皮质核束损？
对侧眼下面不缩，对侧舌肌不伸舌。

释义：

　　皮质核束是由中央前回下部等处皮质中的锥体细胞的轴突集合形成，经内囊膝部下行到脑干陆续分出纤维，其中大部分终止于双侧脑神经运动核，小部分纤维终止于对侧的面神经核下部和舌下神经核。故此，面神经核下部（主要支配口周围肌）和舌下神经核（主要指颏舌肌）只接受对侧的支配，其他脑神经核均接受双侧皮质核束的纤维。此歌诀仅描述了皮质核束的下行纤维支配面神经核下部和舌下神经核的特征，以及一侧皮质核束损伤时的临床表现（图Ⅴ-26）。

【面核下部舌下核，皮质核束求对侧】

　　"面核下部"即**面神经核**的下半部与"舌下核"

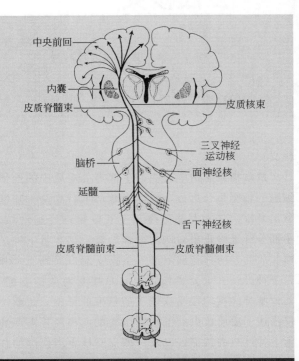

中央前回

内囊

皮质脊髓束

皮质核束

三叉神经
运动核

脑桥

面神经核

延髓

舌下神经核

皮质脊髓前束

皮质脊髓侧束

图 V-26　锥体系

即**舌下神经核**只接受来自对侧皮质核束的纤维。歌诀以"求对侧"寓意面神经核下部与舌下神经核只接受对侧纤维，是有别于其他脑神经运动核的重要特征。记忆此点对初学者十分重要。

【一侧皮质核束损】

如果一侧皮质核束损伤（病损发生在脑神经运动核以上，又称核上瘫），可有如下表现。

【对侧眼下面不缩，对侧舌肌不伸舌】

一般临床症状可见对侧"眼下""面不缩"即眼裂以下面肌瘫痪，和对侧舌肌"不伸舌"即对侧舌肌瘫痪（其表现为伸舌时舌尖偏向核上瘫病灶对侧）。

271 皮质脊髓束

皮质锥体胞轴突，内囊后脚走前部，
脚底桥底锥体下，九成交叉成侧束，
一成前束逐节交，两路会师前角处，
少量纤维不交叉，同侧前角终留步，
皮质脊髓束，问君何归宿？
支配四肢在对侧，支配躯干双侧布。

释义：

此歌诀简要介绍了**皮质脊髓束**两级神经元的位置，纤维束的行程和功能（图Ⅴ-26）。

【皮质锥体胞轴突，内囊后脚走前部】

皮质脊髓束是由大脑皮质的锥体细胞轴突集合而成，该束下行于**内囊后脚**（内囊后肢）的前部。

【脚底桥底锥体下，九成交叉成侧束】

经大脑脚底、脑桥基底部到（延髓）**锥体**，在锥体下端（锥体交叉处），约有90%的纤维交叉至对侧形成**皮质脊髓侧束**。

【一成前束逐节交，两路会师前角处】

约 10% 不交叉的纤维，形成**皮质脊髓前束**，在下行过程中（大部纤维）逐节交叉对侧。"两路"指皮质脊髓侧束和皮质脊髓前束（交叉后）的纤维，"会师"于**前角**细胞（其中皮质脊髓侧束支配四肢肌，皮质脊髓前束支配躯干肌和四肢肌）。

【少量纤维不交叉，同侧前角终留步】

（皮质脊髓前束中）少部分纤维不交叉，止于同侧前角细胞（主要支配躯干肌）。

【支配四肢在对侧，支配躯干双侧布】

"布"寓意分布，即四肢肌受对侧大脑皮质的支配，躯干肌受两侧大脑皮质的支配。

272 脑脊髓被膜概况

> 脑脊被膜硬蛛软，硬膜外隙邻椎管，
> 脊神经根穿外隙，硬膜外麻根阻断，
> 蛛膜下隙脑脊液，室来窦去液循环。

释义：

　　脑和脊髓的表面有三层被膜，由外向内依次为**硬膜、蛛网膜**和**软膜**，并形成一些与被膜有关的重要结构。此歌诀简要描述了脑和脊髓表面的三层被膜，及其硬膜外隙、蛛网膜下隙等相关结构（图Ⅴ-27、图Ⅴ-28）。

【脑脊被膜硬蛛软】

　　"脑脊被膜"即脑和脊髓的表面包有三层被膜，由外至内依次为"硬蛛软"，即硬膜、蛛网膜和软膜。

【硬膜外隙邻椎管】

　　"硬膜外隙"指硬脊膜与椎管内面骨膜之间的狭窄腔隙。

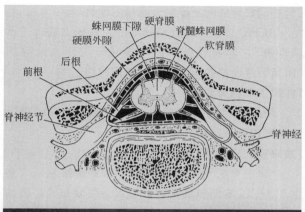

图 V-27　脊髓的被膜

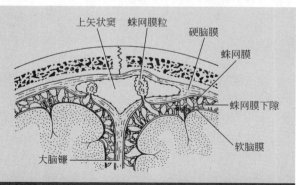

图 V-28　脑的被膜

【脊神经根穿外隙，硬膜外麻根阻断】

由于脊神经根穿行硬膜外隙，临床上进行"硬膜外麻"，即硬膜外麻醉，将麻醉药注入此隙则"阻断"神经根的功能，起到麻醉作用。

【蛛膜下隙脑脊液】

蛛网膜与软膜间的狭窄腔隙称"蛛膜下隙"，即蛛网膜下隙，隙内充满脑脊液。

【室来窦去液循环】

"室来"寓意脑脊液产生于**脑室脉络丛**，"窦去"表示又不断经**蛛网膜粒**渗入**上矢状窦**（经硬脑膜窦流回血液循环）。正是由于"室来"和"窦去"才使脑脊液循环不已，保持动态平衡。

273 硬脑膜窦血液流注关系

上矢下矢直窦汇，横窦乙窦接颈内，

眼归海绵注横乙，上矢导静可来回。

释义:

硬脑膜窦是硬脑膜在某些部位两层分开形成的一种特殊的静脉血管，脑的静脉直接注入窦内，最后在颅底颈静脉孔处移行为颈内静脉。此歌诀描述了诸窦间的血液流注关系。

【上矢下矢直窦汇】

上矢状窦与下矢状窦（下矢状窦经"直"窦）汇入窦汇。

【横窦乙窦接颈内】

由窦汇向两侧经横窦和乙状窦"接颈内"，即续接颈内静脉。

【眼归海绵注横乙】

"眼归海绵"即眼静脉自前向后归入海绵窦，由海绵窦向后外再注入"横乙"，即注入横窦和乙状窦（或颈内静脉）。

【上矢导静可来回】

上矢状窦还可经"导静"（即板障内的导静脉）与颅外静脉双向沟通。

274 海绵窦内穿行的血管与神经

> 颈内动脉展，动滑上颌眼，
>
> 齐穿海绵窦，内壁与外缘。

释义:

　　海绵窦位于蝶鞍的两侧，为硬脑膜两层间一不规则的腔隙，交通广泛，结构复杂。此歌诀描述了海绵窦内穿行的血管与神经。

【颈内动脉展，动滑上颌眼】

　　穿行海绵窦的血管为"**颈内动脉**"；穿过海绵窦的五支神经是"展""动""滑""上颌""眼"，即展神经、动眼神经、滑车神经、上颌神经与眼神经（上颌神经和眼神经为三叉神经的分支）。

【齐穿海绵窦，内壁与外缘】

　　以上诸结构穿行海绵窦的位置：颈内动脉和展神经位于窦内侧壁内，另四支神经贴窦的外侧壁内通过。

275 脑脊液循环

脉络丛生液入室，侧三四室入小池，

蛛膜下隙环脑脊，借蛛膜粒回上矢。

释义：

　　脑脊液不断地由脉络丛产生，又不断经蛛网膜粒流回血液中，如此循环，保持动态平衡。此歌诀简要描述了脑脊液的产生和循环所经的主要路径（图Ⅴ-29、图Ⅴ-30）。

【脉络丛生液入室】

　　"液"即脑脊液，"室"即脑室，脑脊液产生于各脑室的**脉络丛**。

【侧三四室入小池】

　　脑脊液经"侧三四室"（即一对**侧脑室**、**第三脑室**和**第四脑室**），此处的脑脊液均经第四脑室正中孔和一对外侧孔流入"小池"，即**小脑延髓池**。

【蛛膜下隙环脑脊】

　　进入小脑延髓池的脑脊液则充满于"蛛膜下隙"，即**蛛网膜下隙**，犹如"脑脊"，即脑和脊髓被

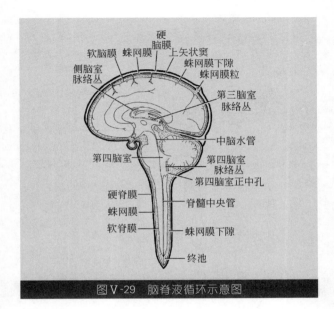

软脑膜 蛛网膜 硬脑膜 上矢状窦
蛛网膜下隙
蛛网膜粒
侧脑室脉络丛
第三脑室脉络丛
中脑水管
第四脑室
第四脑室脉络丛
第四脑室正中孔
硬脊膜
蛛网膜
软脊膜
脊髓中央管
蛛网膜下隙
终池

图 V-29　脑脊液循环示意图

"环"抱在脑脊液之中。

【借蛛膜粒回上矢】

蛛网膜下隙中的脑脊液"借蛛膜粒",即经**蛛网膜粒**可渗入"上矢"(即**上矢状窦**),至此返回静脉。

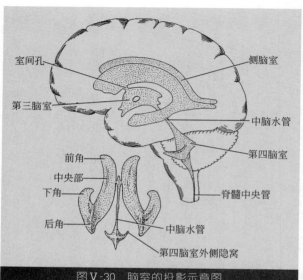

图 V-30　脑室的投影示意图

276 椎-基动脉系

椎起锁骨下，穿六横突孔，

枕大孔入颅，基底沟上行，

终支大脑后，沿途分支横，

脊延小桥迷路供。

释义：

椎-基动脉系是脑动脉的重要来源之一，主要包括**左椎动脉**、**右椎动脉**和二者汇合形成的**基底动脉**。此歌诀简要描述了椎动脉与基底动脉的行径和主要分支（图 V-31）。

【椎起锁骨下，穿六横突孔】

"椎"即椎动脉，起于"锁骨下"动脉，向上穿行第 6～1 颈椎横突孔。

【枕大孔入颅】

椎动脉经枕骨大孔入颅。

【基底沟上行，终支大脑后】

左椎动脉和右椎动脉汇合形成一条基底动脉，沿脑桥腹侧面的"基底沟"上行，分出两"终支"

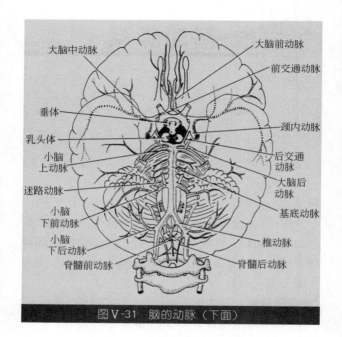

大脑中动脉

大脑前动脉

前交通动脉

垂体

颈内动脉

乳头体

小脑
上动脉

后交通
动脉

迷路动脉

大脑后
动脉

小脑
下前动脉

基底动脉

小脑
下后动脉

椎动脉

脊髓前动脉

脊髓后动脉

图 V-31　脑的动脉（下面）

"大脑后"，即左大脑后动脉和右大脑后动脉。

【沿途分支横，脊延小桥迷路供】

　　除终支大脑后动脉外，椎动脉与基底动脉行经"沿途"有较多分支"横"向分出，这些分支主要"供"血于"脊延小桥迷路"，即脊髓、延髓、小脑、脑桥和内耳迷路。

277 大脑动脉环

九条血管威利环，位于脑底邻蝶鞍，
大脑前动和后动，颈内动脉见末端，
前交通支一短横，后交通支纵两边，
环绕垂体视交叉，颈内椎基得团圆。

释义：

大脑动脉环又称 Willis 环，由**前交通动脉**、**大脑前动脉**的起始段、**颈内动脉末端**、**后交通动脉**和**大脑后动脉**起始段在脑底下方、蝶鞍上方，围绕视交叉、灰结节、垂体及乳头体形成的动脉环。此歌诀主要介绍了大脑动脉环的位置和参与构成的血管（图 V-31、图 V-32）。

【九条血管威利环，位于脑底邻蝶鞍】

"九条血管"指构成大脑动脉环的九条血管（除前交通动脉为单支外，其他血管均为左、右两侧）。"威利环"（Willis 环）即大脑动脉环，位于大脑底部**蝶鞍**上方。

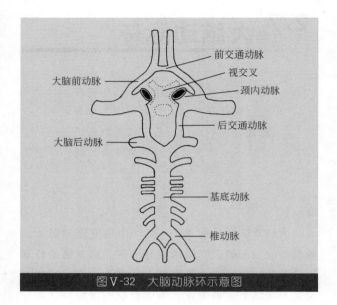

图Ⅴ-32　大脑动脉环示意图

（图中标注）
前交通动脉
视交叉
大脑前动脉
颈内动脉
后交通动脉
大脑后动脉
基底动脉
椎动脉

【大脑前动和后动，颈内动脉见末端】

指大脑前动脉、大脑后动脉和颈内动脉末端。

【前交通支一短横，后交通支纵两边】

"前交通支"指前交通动脉，为一横行的短支（连于两侧大脑前动脉之间）。"后交通支"指后交通动脉，为两条纵行的血管（连于两侧颈内动脉与大脑后动脉之间）。

【环绕垂体视交叉，颈内椎基得团圆】

大脑动脉环略呈环形，环绕**垂体**、**视交叉**等结构。"颈内"在此指颈内动脉系，"椎基"指椎-基底动脉系，"得团圆"寓意连接吻合，即大脑动脉环使两侧颈内动脉系与椎-基底动脉系相互吻合（成为一个代偿的潜在装置）。

第六部分

内分泌系统

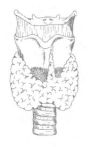

278 甲状腺

> 气管二四峡，侧叶上邻甲，
> 峡上锥舌骨，吞咽移上下。

释义：

　　甲状腺形如英文字母 H 形，分为左右两个侧叶和中间的峡部。此歌诀主要描述了甲状腺的形态和位置（图Ⅵ-1）。

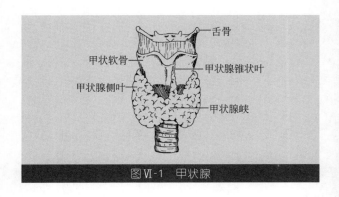

甲状软骨
甲状腺侧叶
舌骨
甲状腺锥状叶
甲状腺峡

图Ⅵ-1　甲状腺

【气管二四峡，侧叶上邻甲】

甲状腺峡部多位于第 2～4 气管软骨的前方；左右两侧叶贴附于气管上部，向上至喉下部；"上邻甲"即甲状腺上端毗邻甲状软骨。

【峡上锥舌骨】

"峡上"即在甲状腺峡部有时可见一向上的锥状叶，此叶长者可达舌骨。歌诀以"锥舌骨"寓意锥状叶上端与舌骨的毗邻关系。

【吞咽移上下】

吞咽时，甲状腺可随喉上下移动。

279 甲状旁腺

> 甲状侧叶见后缘，两对小体黄豆般，
> 上对居中位恒定，下邻血管位常变，
> 血钙平衡官。

释义：

　　甲状旁腺是两对扁椭圆形小体，贴附于甲状腺侧叶的后缘，位于甲状腺被囊之外，有时也埋于腺实质中。此歌诀简要描述了甲状旁腺的形态、位置和功能。

【甲状侧叶见后缘，两对小体黄豆般】

　　甲状旁腺通常是两对扁椭圆形小体，"黄豆般"即呈棕黄色、大小如黄豆，位于"甲状侧叶"即位于甲状腺侧叶的后缘。

【上对居中位恒定，下邻血管位常变】

　　"上对"即上甲状旁腺，一般位于甲状腺侧叶后缘中部（或稍偏上），位置较恒定；"下邻血管"即下甲状旁腺位于甲状腺侧叶后缘近下端甲状腺下动脉处，位置常有变异。

【血钙平衡官】

甲状旁腺激素可调节机体钙磷代谢，维持血钙平衡，此歌诀以"官"（即官衔之义）来寓意甲状旁腺的管理机能。

280 肾上腺

半月三角左右顶，皮质髓质分两层，
球盐束糖网泌性，髓泌腺素分两种。

释义：

肾上腺左右各一，位于肾的上方，是人体重要的内分泌腺。此歌诀描述了肾上腺的形态、结构和分泌的主要激素。

【半月三角左右顶】

肾上腺犹如一顶小帽位于左右肾的上方，其左肾上腺为半月形，右肾上腺为三角形。

【皮质髓质分两层】

肾上腺实质可分为浅层的**皮质**和深层的**髓质**。

【球盐束糖网泌性】

肾上腺皮质细胞可分为球状带、束状带和网状带三部分。"球盐"即球状带分泌盐皮质激素；"束糖"即束状带可分泌糖皮质激素；"网泌性"即网状带主要分泌性激素。

【髓泌腺素分两种】

肾上腺髓质细胞可分泌"腺素",即肾上腺素和去甲肾上腺素。

281 松果体

丘上观松果，椭圆独一个，
幼年时发达，七岁渐萎缩，
分泌褪黑素，成年钙沉着，
脑砂位居中，占位偏一侧。

释义：

　　松果体为内分泌器官，位于背侧丘脑上后方。此歌诀描述了松果体的位置、功能及随年龄增长松果体的变化（图Ⅴ-17）。

【丘上观松果，椭圆独一个】

　　松果体位于"丘上"，即背侧丘脑上后方，属于上丘脑。松果体为一椭圆形小体。

【幼年时发达，七岁渐萎缩】

　　幼年时较为发达，一般 7 岁以后逐渐萎缩。

【分泌褪黑素，成年钙沉着】

　　松果体主要分泌褪黑激素，成年后不断有钙盐沉着。

【脑砂位居中，占位偏一侧】

松果体钙化后称脑砂，在 X 光片上可以显影。临床上对一些脑内占位性病变可借脑砂位置变化协助诊断。

参 考 文 献

[1] 全国自然科学名词审定委员会. 人体解剖学名词. 北京：科学出版社，1991.

[2] 郑思竞. 系统解剖学. 北京：人民卫生出版社，1990.

[3] 柏树令. 系统解剖学. 北京：人民卫生出版社，2002.

[4] 高秀来，于恩华. 人体解剖学. 北京：北京大学医学出版社，2006.

[5] 吴先国. 人体解剖学. 北京：人民卫生出版社，2002.

[6] 夏忠圣. 解剖学. 浙江：浙江科技出版社，2001.

[7] 成令忠. 组织学与胚胎学. 北京：人民卫生出版社，1995.

[8] 郭连魁. 系统解剖学图析. 北京：人民卫生出版社，1993.

[9] 郑学源. 人体解剖学组织胚胎学熟记歌诀. 北京：人民军医出版社，1999.

[10] 张元生. 人体解剖学歌诀. 湖北：湖北科技出版社，2002.

[11] 王之一. 人体解剖学——图析、歌诀与测试. 北京：科学出版社，2007.

[12] 彭裕文. 局部解剖学. 北京：人民卫生出版社，2004.